医必先明理法，而后可言方药。

——卢铸之

扶阳中土论即中气决定论系列

扶阳中土论

——通向大医之路

董学军 著

中国健康传媒集团

中国医药科技出版社

内容提要

　　本书作者根据自己多年来积累的临床知识和经验，创新性提出"扶阳中土论"。作者重点指出胃气的重要性，认为脾胃虚寒为病之根源，治病应以温中扶阳为本。全书以扶阳中土论为核心，先明生死、阴阳、先后、升降之理，继论气血、脏腑、疫病、痰湿等医理病理，后又从诊法、方药方面进行阐释，文字通俗易懂，理论新颖实用。本书适合中医临床工作者、中医药院校师生及中医爱好者参考使用。

图书在版编目（CIP）数据

　　扶阳中土论：通向大医之路 / 董学军著 . — 北京：中国医药科技出版社，2022.6
（扶阳中土论即中气决定论系列）
　　ISBN 978-7-5214-3165-0

　　Ⅰ . ①扶…　Ⅱ . ①董…　Ⅲ . ①中医临床—经验—中国—现代　Ⅳ . ① R249.7

　　中国版本图书馆 CIP 数据核字（2022）第 068656 号

美术编辑　陈君杞
版式设计　也　在

出版　**中国健康传媒集团** | 中国医药科技出版社
地址　北京市海淀区文慧园北路甲 22 号
邮编　100082
电话　发行：010-62227427　邮购：010-62236938
网址　www.cmstp.com
规格　710 × 1000 mm¹/₁₆
印张　11
字数　129 千字
版次　2022 年 6 月第 1 版
印次　2022 年 6 月第 1 次印刷
印刷　三河市万龙印装有限公司
经销　全国各地新华书店
书号　ISBN 978-7-5214-3165-0
定价　**98.00 元**

获取新书信息、投稿、为图书纠错，请扫码联系我们。

人体气机升降图

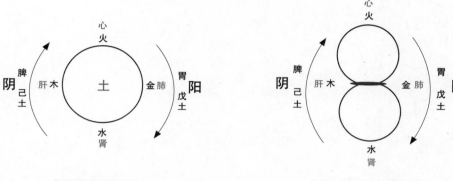

气机升降正常的状态　　　　　　　气机升降不正常的状态

图说：

　　"人体气机升降图"是读懂《扶阳中土论》的工具。中气旺，人体气机升降正常；中气衰，人体气机升降不正常。中气旺，指胃气旺、土气旺，脾土胃土温热。中土一热，水升火降，气机调达，人则无病。中气衰，指胃气衰、土气衰。脾胃虚寒，人则病生。中土一寒，中焦气机收束，形成阻滞，导致上焦"火"降不下来而郁上，下焦"水"升不上去而凝结，形成"上火下寒"的病理格局。打破这一格局的办法是温中！

序

中医董学军出书了，这在业内是很多人期盼的。这几年，学军通过线上直播、线下培训的方式将自己的扶阳中土论即中气决定论（以下统称"扶阳中土论"）医学理论播洒进了很多人的心里。这些人中，有学医者，有从医者，有患者，有中医爱好者，等等。

学军的"扶阳中土论"之所以能吸引这么多粉丝，我认为有三方面原因：一是学军讲的医学理论容易学，他能把古奥精深的医学理论讲得通俗易懂；二是学军一直在探索和阐释"治病求本"的"本"是什么，相信这也是学医者最想弄明白的问题；三是学军是从民间成长起来的，所以他善于理论结合实践，善于从生活中的实理、实据中去探索人体的生理、病理，这样他讲出来的理论和方法就接地气。

能将上述三个问题理解透、讲清楚，绝非易事，那么为什么董学军做到了？看一看他的学医经历我们就知道了。

学军的老家在内蒙古自治区赤峰市翁牛特旗乌丹镇，他从河北医科大学毕业后，风华正茂，干劲十足，在老家开起了诊所。

不论是白天还是深夜，只要患者家里来个信儿，他就拎上药箱一心赴救。

"一心赴救"是医生的职责和本分，不仅在学军这里，在那时很多乡村医生的身上都有充分的体现。乡村行医的恶劣条件夯实了乡村医生医德和医道的基础，而学军又独具灵性。他想，既然古人是在对自然和生活规律的观察中去领悟医学道理的，那么老家那片空旷的草原不正是给他提供了这样的条件吗？于是他效法古人，察节气、观天象，去体会天地自然的阴阳变化与人体阴阳变化的关系；他寻草药、识性味，去体会医与药的关系。他从煤气罐中的液状物转化成光能和热能，看到了阴阳的一体性，明白了医学理论中整体观念的重要性；他从草原上一棵棵死而不倒的枯树与抽水机将地下水抽上来灌溉着一片片绿油油农田的生活之象中，看到了人体中焦虚寒后产生的上火下寒的病理状态……这些让他获得了一个启示。《黄帝内经》之所以被尊为"医源"，是因为《黄帝内经》就是自然与生活的真实反映和写照。这更坚定了他从自然和生活现象中去解释和领悟中医学真谛的信心，也更促使他回归到医学经典里面去博闻强记，然后再走出经典与生活对照，在他看来，"人们的生产生活规律就是医源"。

后来，学军的门诊开到了北京，他进入了一片更广阔的天地，在这片天地里，他不再是草原上那个孤独的身影，他有了分享者，有了学习的对象，有了专业提供医学书籍的书店。他像草原上的抽水机一样，一面如饥似渴地学习各家经典，一面寻访名师拜师求艺，但这并不意味着他从此踏上了坦途，像很多学医者一样，学军也是多次遇到了生存中的坚持还是放弃的问题。在诊所的经营中，他多次入不敷出，身背巨债。多少次他与爱妻两人站在潮白河边商量继续留在北京坚持，还是放下一切回到老家过个安稳的日子。天上愁云惨淡，河水静流无声。多少次挣扎之后，他将爱妻"赶"回了内蒙古老家，自己关掉诊所，一个人蜗居在小屋里日日挑灯夜读，这时他已经年逾四十。

"希望总是偏向于有准备的头脑"，他终于遇到了改变他命运的人——当代名医、火神派第四代传人彭重善。

当他一脚迈进了"扶阳"大门的时候，他有了游子归家的感觉，很多悟到还没悟透的道理，经老师一讲，茅塞顿开；自己平时的观察和感悟，在老师的理论教导下逐渐引途归正、血肉丰满。他始终记着老师的谆谆教导：要三思三悟学中医，处方用药要做到正、纯、精、高。

跟师学艺数载后，在扶阳医学理论和老师教导思想的基础上，学军逐步形成了自己的学术思想。他认为，治病求本的原则在于以整体观念来看阴阳。当以整体观念来看阴阳、看人体、看病因病理的时候，就明白了扶阳的重要意义。那么，扶哪里的阳呢？学军明确指出是中焦之阳，因为中焦是脾胃之居所，是水谷之海，是气血生化之源，而人体的五脏六腑、九窍百骸、四肢皮毛等，皆赖气血充养生化。气血衰则人病，气血旺则人无病，这也符合郑钦安所说的"五脏六腑皆是虚位，二气流行方是真机"。因此，学军进一步将"扶中焦之阳"指向了顾护人的脾胃之气上，也就是胃气上，他认为胃气旺衰是辨证施治、变方变法的最大抓手和依据。于是学军想将自己的学术研究理论命名为"中气决定论"，后经与我探讨，最终定名为"扶阳中土论"。

《扶阳中土论》一书的特点在于，它旗帜鲜明地指出胃气的重要性和中焦的重要性，指出脾胃虚寒为病之根源，指出温中扶阳是遵循中医学整体观念进行辨证施治的主方向。学军的真知灼见打破了很多中医学概念解释上的模糊性，也打破了很多学医和从医过程中的常规思维。在《扶阳中土论》的字里行间，我们看到了一名真正医者的胆气和思想，也看到了一个有规律而又绚丽多姿的中医学世界。

从学医到出版自己的书籍，学军经历了很多常人难以忍受之痛，当然这些痛苦最终都将转化为他的人生财富，这是人生规律。其实纵观古今，名医修练之路都是不容易的，钱乙、朱丹溪、李东垣、黄元御、徐灵胎等等，都经历了人生的大苦大难，一步一个坎儿，亦一步一重天。在苦难中，他们形成了医德、医道；在一心赴救中，他们练就了出神入化的医术，中医药文化的精彩之处即在于此。在学习、继承和弘扬中医药文化的过程中，我们不仅要看到名医们妙手回春的精湛医术，还要读懂他们的故事，从他们的故事中可以感受到他们舍己为人的博爱之心、他们历难不移的为医之志、他们不为良相即为良医的君子情怀，他们为五千年的中华文明增添了一股精神，这股精神是人类生生不息的动力。因此，在几千年的发展进程中，中医药形成了独特的宇宙观、生命观、健康观、疾病观、防治观。

中医药学是中华民族的伟大创造，是中国古代科学的瑰宝，也是打开中华文明宝库的钥匙，为中华民族繁衍生息做出了巨大贡献，对世界文明进步产生了积极影响，凝聚着中国人民和中华民族的博大智慧；要遵循中医药发展规律，传承精华，守正创新。为了推进中医药的发展和传承，国家不断出台利好政策。中医药的生存、发展和传承遇到了前所未有的大好环境，这是千载难逢的机遇。祝愿中医药的百花园里繁华再现，也祝愿学军的《扶阳中土论》一书成为读者学医路上的一位良友。

中华中医药学会副秘书长

孙永章

2022 年 2 月

自序

　　医学一途，不难于用药，不难于识症，而难于明理。明理重在明理之法，扶阳名家卢铸之说："医必先明理法，而后可言方药。"医若明理，可为上工；患者若明理，可自医病疾；人若明理，自可通达天下。

　　自《黄帝内经》始，至后代贤医，著述浩瀚，建树广博，然对学者而言，若不明其理，如美食在唇，不知启齿，惶惶恐恐，叹其博大，而不知所云，岂不痛哉！惜哉！

　　我亦曾几度受困于此，因理法不通，提笔不敢书方，开口不敢言药，患者愁云蒙于我之心，痛苦煎熬，夜不能寐。

　　为探明医学理法，我沉潜于医书之中，博战于临床之上，寻师于巴蜀之乡，漫漫二十余载，幸遇扶阳派第四代传人彭重善先生，拜师门下，进入扶阳之门，亦得恩师倾授扶阳理法之精要，研学数载，终有所悟。

　　胃气为脾胃之气，脾胃是人身的水谷之海，亦是人身气血的生化之源。《医宗必读》曰："经云：安谷则昌，绝谷乃亡。犹兵家之饷道也，饷道一绝，万众立散；胃气一败，百药难施。一有此身，必资谷气，谷入于胃，洒陈于六腑而气生，和调于五脏而血生。"

因此，从"谷入于胃"到"脾气散精"，入的是否正常、散的是否正常，关乎着人身的气血运行是否正常。故谨和五味，方能骨正筋柔，此是因人身气机皆赖胃气充养之故。

因脾胃在中焦，故胃气者，亦名"中气"也；又因脾胃于五行中属土，故胃气者，亦名"土气"也。

我在恩师的悉心教诲下，加之多年强记《黄帝内经》，深研扶阳学说，细考仲景方药，通览"火神三书"，发现历代医家在对医理进行论述时，有对"胃气"极其重视者，也有很少从胃气角度察因断病、立方垂法者。

于是，不从胃气角度出发的医家，肾亏则滋阴，血亏则补血，阳盛则清火。殊不知"滋阴降火，杀人无算，千古流弊，医门大憾"，更不知"滋阴泻火，伐削中气，故病不皆死，而药不一生"。因为人身阳气，乃至五脏之气皆由胃气所化生的水谷精微滋养，胃气即是土气，土只有温热才能化气，寒和湿则不能化气，相反会造成寒凝血瘀、气机阻滞，从而百病由生。

郑钦安、黄元御等医界先师早已看到乱用清热解毒、滋阴凉血药物的危害，以期通过呐喊之声唤醒大众，为中医纠偏正航，然而他们的声音似乎已经淹没在了历史的喧闹之中。

每见于此，我亦心同古人，故谨守古训，运化所学，以《黄帝内经》为本源，以扶阳医学为根脉，以生活实践为依据，提出"中气决定论"，后进一步完善为"扶阳中土论"。

顾名思义，扶阳，即扶人身的中焦之阳；中土，即指脾胃，也就是胃气。因此，抓住胃气，就抓住了扶阳中土的根本；抓住胃气，就抓住了疾病的根本；抓住胃气，就抓住了医学大道。

为此，我不揣鄙陋，是成此书，以期"扶阳中土论"广播于大众，于本书深入浅出、通俗易懂的论述中掌握中医理法的精要，因志在对中医学的匠心传承，又"因志在活人，遂不知其言之妄也，望高明者谅之"。

董学军

2022 年 2 月

中医至简

——代前言

当写下"中医至简"这四个字的时候，我感慨万千。四个字，二十余年光阴。从博闻强记到临床实践，从一方难解到融会贯通，从上下求索到识得胃气，二十余年的学习研究之路，充满艰辛，充满阻碍，充满困惑。

人生之路就是这样，凡事都没有坦途，由简入繁易，由繁入简难。但命运又是公平的，"有志者，事竟成，破釜沉舟，百二秦关终属楚；苦心人，天不负，卧薪尝胆，三千越甲可吞吴"。

随着岁月的流逝，知识的积累，阅历的丰富，在医学一途上，终于可以穿过那一叶障目，悟得三昧，如今看来，倒是"回首向来萧瑟处，也无风雨也无晴"。相信大多数学医、为医的人与我都有同样的感受。也有些人正在这条路上困惑着、迷失着，只因脉枕横陈，阴阳难握；一剂方药，性命攸关。

探寻中医学，如一次奇妙的考古之旅。从古至今，中医在疾病预防和治疗上显示出奇妙的作为，名家辈出，名方传世。然而在文明高度发达、科技高速进步、社会高速发展、信息获取空前便捷的今天，为什么很多人对中医学却学不明白、讲不清楚了？中医学出了什么问题？中医的真相到底是什么？其实，在考证中医的时候，也要自问一下，我们到底出了什么问题。

在我看来，我们是把中医学复杂化了。过去我们学习中医的方法是背诵，先背诵基本学科，如中医基础理论、诊断、方剂、中药等；背完基本学科开始背诵临床学科，如内科、外科、妇科、儿科、骨科、皮肤科等等；背完临床学科开始背诵经典，如《黄帝内经》《伤寒论》《金匮要略》《神农本草经》《温病条辨》等等；经典背诵完了，还要涉猎现代各个医家的学说，如胡希恕、刘渡舟、蒲辅周、施今墨、孔伯华、关幼波、焦树德等等。

当我们一头扎进书海的时候，往往忘记了来路。我们沉醉于理论里，沉浸于概念中，沉迷于方术里，不理解时就照搬照抄、生搬硬套。而中医学的很多概念是从道家学说里引用过来的，有的是为了阐明一个道理，有的就是一件多余的外衣，但由于我们一味无意识地吸收，所以在似是而非的医理面前更加迷惑。如果我们认识不清就会失了为医的本性，丢了中医学的根本。

中医学的核心是什么？找到中医学的核心，从核心去学，才能做到至简！从至简处学中医的理法方药，首先要有独立思考的精神，不能盲目地相信古人的学说，要汲取精华，去除糟粕。用生活中的自然规律，去衡量古人的学说，从中判断真伪，正确的遵从，错误的摒弃，这样才能正确地指导临床，做到大道至简。《四圣心源》张琦序中写道："自唐以降，其道日衰，渐变古制，以矜新创。至于金元，刘完素为泻火之说，朱彦修作补阴之法，海内沿染，竞相传习。蔑视古经，倾议前哲，攻击同异，辩说是非。于是为河间之学者，与易水之学争；为丹溪之学者，与局方之学争。门户既分，歧途错出，纷纭扰乱，以至于今，而古法荡然矣。"

又曰："然而宋元以来，数百年间，人异其说，家自为法。按之往籍，则判若水火，综其会通，则背若秦越。夫岂民有异疾，药有异治哉！俗学废古，恶旧喜新，务为变动，以结名誉。凡在学者，莫不皆然，而医其一也。故《脉诀》出而诊要亡，本草盛而物性异。长沙之书乱而伤寒莫治，刘朱之说行而杂病不起。天下之民，不死于病而死于医，以生人之道，为杀人之具，岂不哀哉！故凡艺或可殊途，惟医必归一致。古经具在，良验难诬，有识之士，不能不是古而非今矣。"

通过《四圣心源》的张琦序可以看出，在唐朝以后，中医界已经显现出争鸣之象，到金元四大家兴起，各自有各自的学术观点，所以张琦才感慨地说："夫岂民有异疾，药有异治哉！"意思是，难道人们得了和古人不一样的病吗？现在的药物功效难道与古代不一样吗？

所以，当脑袋埋在书本里想不通的时候，我们不妨把目光转向生活，从生活中的理和实去探索，很多问题就立刻开窍了。中医至简就是因为中医的原理都是来自于生活中的常理。

从医理上来说，什么决定着人的生死？《黄帝内经》中说："有胃气则生，无胃气则死。"国医大师路志正曾经说过一句话："你只要从《黄帝内经》中悟懂一句话，就可以受用终生。"我非常赞同路老的这句话。正因如此，我从"有胃气则生，无胃气则死"这句话中领悟了很多，并以这句话为研究原点，建立了"扶阳中土论"的理论体系。

《黄帝内经》的这句话很多人会说，也会背诵，但是真正能够把这句话运用于临床的却不多。比如，现在很多的癌症患者，在治疗后期常常出现头发脱光、容颜衰老、四肢乏力、双眼无神、肌肉松弛、眼睑下垂、腹胀不适、呕哕不断、厌食、嗜睡等症状，都是胃气大败的表现。这说明医生在治疗中没有很好地顾护患者的胃气。

那么如何用药才能保胃气呢？用什么药物才能做到恰当地保护胃气？这就必须先从生活中去做一些探讨。

胃气就是脾胃之气，脾胃居中焦，也是中焦之气，简称"中气"。脾胃之气在五行中属土，那么我们思考一下，自然界中土的特性是什么？有人说土生万物，有人说土爱稼穑，有人说厚德载物，我认为这些说法都没有说到土最根本的特性上，土的最大特性是"土寒不生"，土只有温热才能生生化化，寒凉和湿都不能生化！看看祖国北方冬天的大地，冰天雪地，土寒不生，一点绿色都没有，没有生机，同样是这片土地，第二年夏天就会生机蓬勃，山花烂漫，芳草萋萋。人体的脾土、胃土也具备温热才能生生化化，寒凉和湿就不能生化这个特性。

那么，再看看现在人们的生活，物质条件好了，冰镇的啤酒、饮料、矿泉水、西瓜，反季的水果等，肆无忌惮地往人体的脾土、胃土中浇灌，加之过度的消耗，使人体的脾胃呈现一派寒凉之象，导致消化吸收能力减弱，气血不足，这样日积月累就发展为疾病。当有了病的时候，如辨证错误再以寒凉的药物去治疗，不就是雪上加霜吗？这犯了"虚虚实实"之戒。

因此，如果善于学习并留心观察，中医理论与生活总是能对应的。《素问·征四失论》中说："不知比类，足以自乱，不足以自明。"中医的"取象比类"就是取生活中的"象"，以类比的方式来探究医学的道理。中医学理论的阐述是有严密的逻辑推理的，运用正确的逻辑推理，结合生活中的公理公设，才能推导出正确的治疗方案。

比如《素问·刺法论》中说的"正气存内，邪不可干"；《素问·评热病论》中说的"邪之所凑，其气必虚"。这两句话其实是在告诉我们人为什么会生病，因为正气先亏，使邪气所凑。只要有充足的正气存内，邪气就无法侵犯我们的身体。

但是气是无形无象的，我们怎样才能知道体内正气是否亏虚？李东垣说过一句话："历观诸篇而参考之，则元气之充足，皆由脾胃之气无所伤，而后能滋养元气；若胃气之本弱，饮食自倍，则脾胃之气既伤，而元气亦不能充，而诸病之所由生也。"从这句话中我们可以推理出元气充足是因为"脾胃之气无所伤"，也就是说胃气旺盛充足，才能滋养元气，元气才会充足。

那么如何发现胃气有所伤呢？"若胃气之本弱，饮食自倍，则脾胃之气既伤。"这就落到了生活的"象"上，看一个人吃多少都不饱，吃完很快又饿，这并不代表他的脾胃好，而是他的脾胃之气已经有损伤了，导致消化不好，吸收不好，酒肉穿肠过，营养却吸收不了，故气血化源不足。这样的情况下，伤了胃气就会伤了正气，伤了元气，离生病就不远了。

所以中医看病依据的是生活的"象"，治病的方法是依据医学的"理"。病不是独立发生与存在的。一名好医生，在看病时要手握阴阳，眼观三界：人体——疾病——生活。在临床中我们必须要考量这些关系。

很多医生的思维是单一的，局限在概念和定义中，所以常常走进以医治症的"死胡同"。症状的表现纷繁复杂，如阳虚、阴虚、湿热、肝郁气滞、气滞血瘀、痰湿瘀阻、下焦湿热这些证的表现即各有异同。从纷繁复杂的症状入手，往往让我们在中医方药的海洋中迷失方向，这就是为什么很多人学了几十年中医仍然是一头雾水的原因。

中医至简的途径是要善于"抓纲"，纲举才能目张，抓住最根本、最核心的东西，大方向就不会错，从最顶峰往下看，便会"一览众山小"。于是我总结出 12 个字的学习方法，即：明生死、明阴阳、明先后、明升降。其中对于"明生死"很多人不以为然，或者说不敢触碰，因为讲不明白，连孔子也说："未知生，焉知死？"上学的时候，老师遇到这句话时一带而过，没有给我们一个明确的答案。但从孔子说这句话的本意上来讲，我个人的理解是孔子对生死或者说是对生命有着敬畏与尊重，用《黄帝内经》中的话说，圣人是可以"处天地之和，从八风之理"的人，岂会不明生死？圣人这样说，体现了他极其谦卑的心态，他承认自己作为一个人的有限性，所以不去妄谈生死。

但是作为一名医生，如果不明生死，"焉知病之所从来"。而我们研究中医恰恰很少有人从生死上去研究，所以很难看到中医的本质，也很难看到疾病的本质。一名医生只有当看清人何以生、何以死的时候，才能看清楚疾病。

生与死是人生的两极。人何以生，"有胃气则生"；人何以死，"无胃气则死"。那么在治病的时候，是不是需顾护人的胃气？如果硬要从攻邪的角度出发，没有去保护患者的胃气，不但治不好病，反而会加重病情。这样来理解医理、病理，就站在了一个很高的高度上，此时再看所有病症证型，都可以轻松辨识和把握了。

在治疗的方法上，祛邪好，还是扶正对？这个问题在中医界一直争论不休。我倒认为，祛邪也好，扶正也罢，都要"明理"，明理之后，就会如郑钦安所说的，"随拈二三味，皆是妙法奇方"。如果不明理，下手就没准，只会针对症状用药。所以当你遇到了"汗出恶风，脉浮缓"时就得用桂枝汤，不敢用其他的方法，因为你不明白机制是什么。如果当我们知道了"汗出恶风，脉浮缓，项强痛，太阳伤风证"的原理是正气不足，不足以卫外，感受风邪后，才引起一系列的变化，我们就知道治疗此症时要兼调中气、调胃气、助元气，元气充足，人体自然能够阴阳调和，内外之邪均解。这是因为人体有强大的自我修复能力。

这就是明理的作用。明理之后，就可以做到中医至简；明理之后，就可以真正领悟病理、医理的阴阳两端。

当然，"至简"二字也是从复杂中走出来的，我走这条路用了二十余年的时间，为了不让后学者重蹈覆辙，再走弯路，现把所感所悟整理成书，谨为后学者抛砖引玉。

董学军

2022 年 1 月

目 录

第一章 概述

一、创立缘起

扶阳中土论上承《黄帝内经》之精髓，下继"郑卢医学"之要旨，中参诸家医典之长短，自成体系，自得方圆，是系统阐述中焦之阳气与人体脏腑、表里及病因、病机、病理的关系，从而指导临床辨证、用药的理论。

扶阳之兴，源起郑卢医学。

170 年前，清代医家郑钦安在四川创立了一个新兴的中医流派，人称火神派，后被誉为扶阳派。

郑钦安之所以鲜明地提出扶阳思想，并力推践行，在于他看到了"滋阴降火，杀人无算，千古流弊，医门大憾"。郑钦安认为："人身一团血肉之躯，阴也，全赖一团真气运于其中而立命。"这团真气就是"坎中一阳"，也就是肾精、肾阳，乃

"人身立命之真种子也"，对其只能扶助，而不能降伐。

但当时无论是医界还是民间，温病学派流行，滋阴降火盛行，寒凉药物滥用，而且《本草纲目》成书之后，李时珍提出"古之一两，今之一钱"（汉代的一两是15.625g，宋朝以后，一两是30g，一钱是3g）的用药剂量，导致自明朝之后，中医的临床疗效因为剂量和理法不古的原因而日渐衰落。

郑钦安深感其危，因当时用药剂量不堪重用，所以在强调治病立法重在扶阳的同时，力倡古伤寒剂量。经过反复临床实践，自成一派，临床善用大剂姜、桂、附等辛温之品，屡起沉疴，自此在川蜀名声鹊起，人称"姜附先生""郑火神"。

后郑钦安穷尽一生所学所悟，写出《医理真传》《医法圆通》《伤寒恒论》等医学三书，流传后世。其医学思想由卢铸之、卢永定、卢崇汉和彭重善传承至今，称为郑卢医学，外界称为扶阳派。其实他们并不认同社会上和民间流传的各种"派"，因为一强调所谓的派，就有标新立异、偏离经旨的风险。所以，彭老曾对弟子说，如果非叫我们什么派的话，我们是中医的正派。他也曾拒绝了以扶阳派和火神派名义对他发出的讲学邀请。

为了进一步证明"阳虚者，十之八九；阴虚者，百无一二"这个结论的正确性和可靠性，郑钦安在晚年的时候将这一命题交给了他的关门弟子，也就是俗称火神派的第一代传人卢铸之，命其游历全国，深入考察，以证明是否人人皆阳虚，是否人人都需要扶阳，是否可重用姜、桂、附。

卢铸之随郑钦安学医达11年之久，继承了郑师医德遗风，患者无论贫富均一视同仁，悉心诊治。从医70余年，医术精湛，数愈危急，岁无虚日，著述颇丰。

　　卢铸之遵师命游历四方，足迹遍及全国20余省，一边用郑师所授之法为患者除疾，一边考察各地人体体质状况、生活习惯，及水土气候，研究各种药物的栽培、炮炙、性味、功用及其相互关系，历时3年，获得了大量临床数据。事实证明，阳虚者众，阴虚者少。

　　因受郑师思想的影响，加之3年游历实践，使卢铸之在继承郑师衣钵的同时，造诣更加精进，提出了"人生立命，在于以火立极；治病立法，在于以火消阴"的扶阳思想，其选药摒弃寒凉之物，立方垂法达到了炉火纯青的地步。

　　卢铸之之下，其长子卢永定继承郑卢医学思想，传播与践行扶阳医学，开办扶阳医坛，亦为当时巴蜀名医，成为第二代"卢火神"。

　　卢崇汉为第三代"卢火神"，师从祖父卢铸之、伯父卢永定，得祖、父二辈言传身教，医道高超，17岁即悬壶成都，19岁已有医名，临证善用姜、桂、附，屡起沉疴大疾，深得扶阳真谛。

　　笔者师从彭重善（卢铸之是彭重善的亲舅祖父），彭师与卢崇汉同辈（卢铸之是卢崇汉的祖父），1950年入伍，军旅生涯20年。1969年因病退伍，危难困顿之际，得表叔卢永定救治而愈，由此因缘于1970年拜师学医，成为卢永定的正式门徒。入门后，每日侍诊于师侧，寒暑不辍15年，耳濡目染，得师嫡传，加之苦学勤悟，得郑卢医学之精要，善用辛温扶阳之姜、附、桂，屡起顽疾重症，医名渐起。从师3年后，便蒙师开许，以郑卢医学之医术，免费诊病救人，在40余年的悬壶济世中成就传奇，弟子与追随者甚众。

　　扶阳一门如此代代传承，代代皆得美名，扶阳思想和理论体系也在不断完善，临床施治不断精进。笔者有幸入得扶阳之门，跟师学艺。彭师乃大德之人，一生简朴，医术精湛，每日谆谆教导弟子们"要三思三悟学中医"，这句话像一块磁石牢牢地嵌在了笔者的心里。

因此笔者在潜心学习"扶阳"的同时，也在博览强记各家医学经典，研磨各流派学说，以求融汇贯通，更好地领会"扶阳"之义。从《黄帝内经》到《伤寒杂病论》，从《备急千金要方》到《本草纲目》，从"金元四大家"到"火神三书"……笔者在夜深人静的时候打开了一扇扇古贤大医的学术之门。

在了解各家特点，汲取各家精华的过程中，笔者更坚定了对师门以重剂姜、桂、附温阳扶正思想的认同。但同时笔者也开始思考，"扶阳，到底应该扶哪里的阳"，很多人都认为是"坎中一阳"，那么"坎中一阳"又是什么？

学中医的人都知道，"坎中一阳"即肾脏阳气，因为坎卦属于水，人的肾脏也属于水，于是"坎中一阳"就和肾中阳气联系起来。肾阳亦称肾精。这一线真阳是从父母那里得来的，又称为先天之气。很多人认为当肾气亏虚的时候要通过"补肾填精"法来强肾气，但是肾气、肾精、肾阳能用药物填补吗？靠外界来补，能补多少呢？补的那一点，又能发挥多大的功效？在笔者看来，用药物补，相当于在借钱过日子，总会吃了上顿没下顿，且"补"与"扶"完全是两个概念，补是"无中生有"，扶是让"有"更强。那么，"扶阳"到底是指扶哪里的"阳"呢？

《黄帝内经》中的两句话让笔者拨云见日，即"无先天而后天不立，无后天而先天不生"。

通过第一句话我们知道，因为有了先天父母之精气才有了人的确立，先天对于后天起着决定性的作用，所以"无先天而后天不立"；第二句话是说，没有后天脾胃运化水谷精微，先天肾气、元气无以充养，不能长久，所以"无后天而先天不生"，后天对于先天的生长起着决定性的作用，这就是人从出生之后的整个生命过程。

那么这一线真阳存储在哪里呢？历代医家认为是存储在肾中，肾为先天之本，"无先天而后天不立"。但是很多医家却忽略了"无后天而先天不生"，意思是没有"后天"，"先天"就不能生、不能长，久而久之，先天之气消耗殆尽，无阳可守，轻者成病，重者丧命。

脾胃在中焦，五行属土，胃主受纳，脾主消磨，《黄帝内经》将脾胃定义为"水谷之海""气血生化之源"，也就是说，人身内外、五脏六腑、九窍百骸皆赖脾胃所化水谷精微充养，"胃气强，则五脏俱盛；胃气弱，则五脏俱衰"。因此，历代医家将脾胃视为"后天"之本。那么，肾精、肾阳自然也不例外，亦赖于脾胃所化水谷精微的充养。用最通俗的语言讲，一个人的肾气虽然强，但是如果后天脾胃虚弱，气血生化乏源，则肾气无以充养以致断绝。由此可见，肾精、肾阳、肾气都与脾胃息息相关。

通过这样的思考，笔者得出一个结论，扶阳不是补肾填精，不是扶坎中一阳，不是扶肾气、肾阳，扶阳扶的是脾胃之阳、中土之阳。

常言道："病从口入。"说得一点没错，但是怎么解释？有人认为，"病从口入"是指人吃了不洁净的食物，细菌侵入体内，造成肠炎、感染等等。古人则有不同的看法，郑钦安在《医理真传》中明确解释过："百病从口入，是伤中之意也。"

何谓"伤中之意"？即损伤中焦。

为什么损伤中焦，人就会病？

从气机升降角度来说，中焦是人体三焦气机之枢纽，中焦若伤，脾胃之气则败，人体气机在中焦受阻，导致水火升降失常，进一步引起气滞血瘀，身体各部位俱为之病。《灵枢·口问》中说："中气不足，溲便为之变，肠为之苦鸣。"清代著名医学家、尊经派的代表人物黄元御在《四圣心源》中讲得更加详细："中气衰则升降窒，肾水下寒而精病，心火上炎而神病，肝木左郁而血病，肺金右滞而气病，神病则惊怯不宁，精病则遗泄不秘，血病则凝瘀而不流，气病则痞塞而不宣。四维之病，悉因于中气。"

如果中气无损的情况下会怎样呢？黄元御说："中气旺则胃降而善纳，脾升而善磨，水谷腐熟，精气滋生，所以无病。"又说："脾升则肾肝亦升，故水木不郁；胃降则心肺亦降，金火不滞；火降则水不下寒；水升则火不上热。平人下温而上清者，以中气之善运也。"也就是说，中焦无损、中气善运的人是健康无疾的。

那么，中焦又是怎么伤的呢？

回归到"病从口入"上来看，饮食与药物入口后的第一站就是脾胃，脾胃在五行中属土，脾土胃土的特性与大自然中的土之特性是吻合的，一是"土生万物"，二是"土寒不生"。

自然界中的土寒是因气候的变化，人体脾胃之寒是怎么造成的呢？笔者认为，主要是贪凉饮冷、暴饮暴食等人们已经习以为常的日常生活习惯和医生惯用清热泄火、滋阴凉血药造成的。

饮食入胃之后，需要温热的环境才能被受纳、被消磨、被腐熟、被运化，生成气血营养，充养周身，"熏肤，充身，泽毛，若雾露之溉"，形成水升火降、阴阳平衡、气机调达、四肢通利的"平人"格局。然而，当过多的寒凉之物进入脾胃后，会使脾土、胃土越来越寒凉，导致消化吸收能力减弱，气血亏损，久而久之，致病生疾。所以，笔者认为"病从口入"不单单是饮食不洁的问题，一切饮食不当，消伐了脾胃中焦之气，都可成为疾病的重要根源。

那么，当病出现的时候怎么办？笔者认为可以通过"温中扶阳"改善中焦的环境，使脾土、胃土热起来，才能真正达到扶阳、扶正的功效，用药也才能有更好的疗效。

因此，笔者于 2015 年提出了"中气决定论"的观点，后经理论完善，中华中医药学会副秘书长孙永章点化命名，正式创立并推出"扶阳中土论"。

二、内涵

扶阳，指扶人身之阳气。

中土，指中焦脾土胃土。

日常饮食物通过中焦脾胃运化成保障人体生理机能正常运行所需要的气血精微，所以中医将脾胃称为"水谷之海""气血生化之源"，将脾胃之气称为"胃气"。历代医家都高度重视对胃气的顾护。"扶阳中土论"的理论核心即在于系统阐述如何认识胃气、如何扶胃气、如何保胃气、如何在临床中以胃气为抓手开展辨证施治。

"胃气"一词首见于《黄帝内经》："胃气旺则五脏俱盛，胃气弱则五脏俱衰。""五脏者，皆禀气于胃；胃者，五脏之本也。"

此外，其他中医典籍中亦提到"四时皆以胃气为本"；"胃气一虚，则百病丛生"；"胃气为养生之本"等。这里的"胃气"，都是指脾胃共同生理功能，即脾胃之气。正如《医述》所言，"故言胃气，内已该括及脾气矣"。

《黄帝内经》载："食气入胃，散精于肝，淫气于筋。食气入胃，浊气归心，淫精于脉，脉气流经，经气归于肺，肺朝百脉，输精于皮毛，毛脉合精，行气于腑。"意思是饮食水谷进入胃以后，其所化生的精微之气输散到肝脏，再由肝将此精微之气滋养于筋。五谷入胃之后，其所化生的精微之气注入于心，再由心将此精气滋养于血脉。血气流行在经脉之中，到达于肺，肺又将血气输送到全身百脉中去，最后把精气输送到皮毛。皮毛和经脉的精气汇合，又还流归入于脉，脉中精微之气，通过不断变化，周流于五脏，以此循环往复，生命生生不息。由此可见，人的生命或者说人体的生命特征和生命活动，皆有赖于脾胃运化的水谷精微。因此，胃气充，水谷化，则"目得之而能视，耳得之而能听，手得之而能摄，掌得之而能握，足得之而能步，脏得之而能液，腑得之而能气"。

因此，一个人是否健康，脏腑经脉功能是否正常，与人的一日三餐有直接关系。《医宗必读·脾胃后天本论》曰："盖婴儿既生，一日不食则饥，七日不食则肠胃涸绝而死。一有此身，必资谷气，谷入于胃，洒陈于六腑而气至，和调于五脏而血生。"

《四圣心源》亦说："土爱稼穑，稼穑作甘，谷味之甘者，秉土气也。五谷香甘，以养脾胃，土气充盈，分输四子，己土左旋，谷气归于心肺，戊土右转，谷精归于肾肝。脾胃者，仓廪之官，水谷之海，人有胃气则生，绝胃气则死。胃气即水谷所化，食为民天，所关非细也。"在这段话中，黄元御进一步说明了五谷、脾胃、四脏之间的关系，指明了胃气运化水谷，是人生命的根本。

胃气虚弱首先是脾胃功能的下降，气血生化不足，人体筋脉失于濡养，可出现骨质疏松、肌肉松弛、浑身乏力等；头窍无以滋养，会出现脑转耳鸣、头晕头疼。而对于脏腑来说，如果胃气虚弱，不能运行气血于肝，就会出现疏泄失常、肝郁气滞、肝阳上亢等；胃气虚弱，不能供养于心，则心神失养，出现神志病变，如抑郁症、狂躁等；当胃气虚弱，土不生金时，就会出现肺气不利，容易感受寒气、寒邪等，出现咳嗽、气喘等症状。

......

《医宗必读》提出"胃气一败，百药难施"，强调了治疗用药中顾护胃气的重要性。郑钦安亦认为："至于用药机关，即在这后天脾土上。""凡治一切阴虚、阳虚，务在中宫上用力。"中宫亦指脾土，他坚定不移地告诉后世学者，这是治病用药的大方向。

由此再想一下，吃了补肾的药就能补肾吗？吃了补血的药就能补血吗？能与不能，取决于脾胃吸收转化能力的强弱。不管是什么食物、药物，不管是作用于哪里，都必须经过脾胃的吸收转化后方能产生作用，如果脾胃之气本弱，其药效能转化多少呢？转化能力有多大呢？甚至会不会影响其转化呢？这是需要医家们思考的。《医述》曰："盖人赖胃气以生，药亦赖胃气以运。"这就是为什么很多低钙、低钾、低钠的人，通过补的方式收效甚微的原因，因为人们忘记了最关键的一个环节，即脾胃的吸收和转化能力。

因此胃气健运是保障治疗效果的前提，也是人体健康的标准。黄元御亦说："脾升则肾肝亦升，故水木不郁，胃降则心肺亦降，金火不滞，火降则水不下寒，水升则火不上热。平人下温而上清者，以中气之善运也。"中气即胃气。

那么如何让胃气健运呢？《医述》卷三引《赤崖医案》说："胃属土而喜甘，故中气不足者，非甘温不可。"脾胃在五行中属土，位于人体中焦，亦称中土。"土寒不生"是自然之土的特性，也是人体脾胃之土的特性。所以，让脾胃温热起来是胃气得以化生健运的前提条件。

我们都知道，测量体温时，肛温最高，因为肛温代表的是胃肠道的温度，这是人体的自然环境。我们吃下去的食物只有在温热的环境下才容易腐熟、腐烂，腐熟得越充分，吸收会越好，否则就是"酒肉穿肠过"，却不能很好的吸收，那么营养从哪里来，气血从哪里来，没有充足的营养和气血，身体每天还要工作、加班，其后果会怎样？

而现在很多人的饮食生活状态就是将寒凉的食物、药物肆意妄为地纳入胃中，破坏胃肠道的温度，使脾土、胃土变寒，土一寒，生化之机减弱，消化吸收变少，继之而来的是气血亏虚。亏三天、五天无所谓；亏三年、五年小有不适；亏二十年、三十年，人就会出现眼窝发青、手脚冰凉、没精神、记忆力减退、脱发、失眠、烦躁，甚至出现异常的精神表现，或者血脂、血糖增高，男性阳痿、早泄、遗精等症状继之出现；当亏了三十年、五十年后，五脏六腑之间的功能无法协调，进而导致尿毒症、肝硬化、癌症等各种疾病。

因此，"病从口入"指的就是"伤中之意"，即把中焦伤了。中焦就是脾胃，怎么伤的？多因寒凉而伤！

所以《景岳全书·杂证谟·脾胃》曰："凡欲察病者，必须先察胃气；凡欲治病者，必须常顾胃气。胃气无损，诸可无虑。"

由此可以得出一个结论：人生命的根本在于胃气。胃气旺，则气血旺，气血旺，则人健康无病；胃气衰，则气血衰，气血衰，则人病；胃气败，则气血败，气血败，则人死。因而，治病重在治气，治气重在治脾胃之气，只要抓住胃气，就抓住了生命的根本，亦抓住了疾病的根本，也抓住了治疗的根本，这也是建立"扶阳中土论"的根本。

三、扶阳中土论的研究方法与特点

学习和研究中医学，方法至关重要。

笔者在学习和研究中医的途径上屡受羁绊、倍感艰辛，在经过长期坚持不懈地努力，博览各家经典并融汇贯通之后，总结出两种学习方法，即归一法和明理法。掌握了这两种方法之后，笔者在中医一途上才越走越顺畅、越走越快，也由此让笔者看到，中医不可以简单化，但是可以简明化。

学习和研究中医的第一道门槛来自于中医的语言，中医的繁体文字和古人的表述方式把很多中医爱好者挡在了门外，没有一定古汉语文化功底的人，想研究明白中医确实有难度。古人讲"惜墨如金"，古文字中的每一个字都代表着特殊的含义，尤其中医古籍里面更是这样，就像是《黄帝内经》，那个时候文字记载在竹板、布帛上，不可以语言杂乱、洋洋万言，所以语言必须精炼，字字珠玑，因此一个字涵盖了很多意思，误读一个字，可能就错误地理解了经典，最后耽误了患者，所以黄元御说："医书不解，滋阴泻火，伐削中气，故病不皆死，而药不一生。"明确指出有些人对医书不求甚解，滥用滋阴泻火的药，伤了患者的中气，导致有的患者不是病死的，却是因为医生错误用药致死。

所以，对于中医的学习研究和传播推广，首先要在文字上下功夫，这一点，扶阳一门有很好的传承，老师在教导我们时常说："要用最朴素的语言把中医讲明白。"笔者谨遵教诲，讲述"扶阳中土论"时力求语言至朴至简，能够普惠大众。

用最朴素的语言来讲述中医，实际并不难，因为中医学本就源自于生活。"医必先明理法，而后可言方药"，所谓的"明理"，就是明中医的理，而明中医的理就是明生活的理。

这意味着，在钻进中医书里之前，首先要明白自然规律、生活规律，要明白人何以生、何以死、何以病，然后再去研究中医，中医就变得十分简洁、易懂，这在后面的章节里有更加详细的论述。

笔者就是这样走过来的，因为悟懂了上述问题，所以才总结出"归一"之法，从中医的核心抓起，将中医学简明化。

中医的核心是什么？是胃气！"有胃气则生，无胃气则死"。在人的生命过程中，能够决定生死的，当然是最核心、最重要的内容。作为一名医生，能抓住生死，还能不会治病吗？

上面讲了病的由来，多是贪凉饮冷，伤中败胃，败了胃气，就败了气血，长此以往，各个脏腑器官或四肢肌表就会出现各种症状表现，称之为病。

因此，大家对"疾病"这个概念应该重新思考、重新认识。如果认为身体各个器官的各个不良表现是病，那么结果的指向就是吃药治病；如果认为这些表现是身体"正气驱邪"的一种反应，那么结果的指向就是强胃气、扶正气。

看问题的角度不一样，决定了临床辨证用药的方向也会不一样。以"六经辨证"为例，东汉名医张仲景编写了一本医学名著《伤寒杂病论》，后人选取其中的外感热病部分，重新编成《伤寒论》。该书重点论述人体感染风寒以后产生的一系列病理变化，以及如何进行辨证治疗的方法。张仲景根据《周易》中的八卦，把病症分为太阳、阳明、少阳、太阴、少阴、厥阴六种，合称为"六经"。

常规的六经辨证思维是：六经病证各有提纲病情，太阳病临床表现是什么样，有什么变化；阳明病临床表现是什么样，有什么变化；

少阳、太阴、少阴、厥阴等等分别有什么样的临床表现，分别有什么变化。按照这样的方法去辨证，会越辨越复杂，所以很多人认为"六经辨证"很难学、很难懂，如果以"扶阳中土论"的研究方法来对"六经"进行辨证则是另一番天地。

人身体的"六经"就像六个人，这六个人脾气秉性各不相同，每个人都有自己负责的工作，各有各的表现，太阳有太阳的表现，阳明有阳明的表现，少阳有少阳的表现……不管各个表现有何差异，都与气血运行息息相关。六经气血旺盛，正气充足，六经功能则正常，没有病变。如果六经的气血不足，太阳有太阳经的反应，即防御能力差，出现感冒高热；阳明有阳明经的反应，即排泄能力差等等。不管是哪里的病或者哪里的病变，究其原因还是正气不能存内，邪气才能发作。因此有病时我们不单治六经，还兼治胃气，治胃气、扶正气，使正气存于内，则邪不可干，六经病自然而解。

其实，《伤寒论》中已经把这种思想透露出来了，但是很多学《伤寒论》、讲《伤寒论》的人没有把这些思想挖掘出来，导致后学之人对六经辨证不到位。比如《伤寒论》第364条、372条已经明确表示表里同病，有里虚寒正气不足的，"先温其里，乃攻其表，温里宜四逆汤，救表宜桂枝汤"。四逆汤"先温其里"就是温中温阳，保胃气、护胃气、扶正气，这在91条、92条中也有探讨。

《伤寒论》第76条到第81条中讲的是栀子豉汤证，第76条中讲道："发汗后，水药不得入口，为逆，若更发汗，必吐下不止。发汗吐下后，虚烦不得眠，若剧者，必反复颠倒，心中懊恼，栀子豉汤主之；若少气者，栀子甘草豉汤主之；若呕者，栀子生姜豉汤主之。"再有其他变化时，有栀子厚朴豉汤、栀子生姜豉汤、栀子干姜豉汤等，最后到第81条时做了一个总结："凡用栀子汤，病人旧微溏者，不可与服之。"即中焦虚寒、脾胃虚寒、腹泻便溏的患者不可以服用栀子汤。

同时，《伤寒论》里讲了太阳病、阳明病、少阳病、太阴病等等所有病症的治疗方法后，最后在 364 条中提出："下利清谷，不可攻表，汗出必胀满。"下利清谷是中焦虚寒的表现，这个时候有表证但不可以攻表，攻表就是发汗，因为如果强行发汗，汗出必然腹胀。接着第 372 条说："下利，腹胀满，身体疼痛者。"怎么治？"先温其里，乃攻其表，温里宜四逆汤，救表宜桂枝汤"。这也是在执行"正气存内，邪不可干"这个原则，也是从正气的角度来处理疾病。仲景用他的语言表述的思想，很少有人能读出来，于是后世医家总是坚持从祛邪治病的角度出发，忽视了从正气入手的方法。

因此，学习"六经"如果从邪气入手，从病变入手，"六经"各有证型，各有变化，很难操控，那就是三百九十七法，一百一十三方，是《伤寒论》的全部内容。如果用"归一"之法，从正气入手，"六经"就不会那么错综复杂，反而可轻松把握，轻松操控。"温其里"，就是扶正，"先温其里"，就是先扶正气。胃气充则正气足，所以如果从胃气的角度来看"六经"就变得非常简单，这恰恰符合了中医学里的"整体观念"。

医理与生活之理是对应的，通过生活之理可以看到医理，以生活的公理公设来阐述医理，医理自明。明了医理，就能认识到病理、病机和处方的根本，从而使概念明确，使错综复杂的病理、争奇斗艳的处方逐渐清晰。联系生活与实际，扶阳中土论得出了简明有效的研究结果，即温中扶阳抓胃气！这在接下来的"归一篇"和"明理篇"中会有更具体的论述。

四、继承与发展

我们生活的时代，是一个需要理论，也能够建立理论的时代。任何理论的建立都离不开对前人成果的继承，更离不开敢于对前人成果辩证学习和扬弃发展的精神。孟子曰："尽信书，不如无书。""扶阳中土论"就是在批判与继承中发展中医学，是多年探索的成果。

《黄帝内经》被历代医家尊奉为"医源"，也是"扶阳中土论"理论体系的生化之源。扶阳中土论继承了《黄帝内经》的学术思想的同时也特别强调了胃气决定死生。

《黄帝内经》提出"有胃气则生，无胃气则死"。"扶阳中土论"的全部理论阐述下来，归结为两个字就是"胃气"，所有的治疗方法总结下来也是两个字——温中。

但是现实中，由于医家们对"胃气"不够重视，或者嘴上重视但实际处方中并不重视，导致无论是在理论阐述中，还是在用药上，总会感觉欠些火候。

比如郑钦安就非常重视"整体观念"，重视人体阳气的作用，认为阴阳是一体的，他在《医理真传》序言里写道："余沉潜于斯二十余载，始知人身阴阳合一之道。"但并没有认识到扶中土之阳的重要性。

在这个问题上，黄元御的认识更近了一层，他说："中气升降，是生阴阳。"意思是，人体的中气从左边升起来就是阳，从右边降下去就是阴。又说："脾为己土，以太阴而主升；胃为戊土，以阳明而主降。升降之权，则在阴阳之交，是谓中气。"在这里，黄元御点明了阴阳是中气升降的轨迹。

　　从继承与发展的角度讲，"扶阳中土论"沿着郑钦安和黄元御的思路继续往下捋了一下：中气就是中焦之气，中焦是脾胃之居所，所以中气就是胃气，换言之，阴阳也是胃气的升降变化。胃气旺，则"阴平阳秘，精神乃治"，即阴阳平衡；胃气败，则"阴阳离决，精气乃绝"，即阴阳不平衡。在临床中，调理阴阳，必然要调理胃气，这在本书"明阴阳"篇中会有更加详尽的论述。

　　同样，在用药上，如果不抓住胃气，也会走很多弯路。黄元御在《四圣心源》中说"以故医家之药，首在中气"。郑钦安在《医理真传·五行说》中讲："至于用药机关，就在这后天脾土上。"

　　据彭重善老师讲，郑钦安在晚年的时候爱用"理中法"。这句话听起来很平淡，其实道出了郑钦安学术思想逐步丰满以及对温中扶阳逐步认识的一个过程，可惜郑师晚年的时候没有把这些思想以书或是文章的形式阐述出来，但是他已经意识到中焦脾胃极其重要的地位，为卢铸之太老师的医学思想奠定了基础。

　　所以到了卢铸之时代，他提出"人身立命，在于以火立极；治病立法，在于以火消阴"，治疗所选用的一百多种药物也全是辛温之品。现在的人们多喜贪凉饮冷，如冰镇啤酒、饮料、矿泉水等，加之部分医者滥用寒凉药物，导致这些人脾胃虚寒，需要用温中温阳的药物进行调理，以减少耗散。

　　在这一点上，一些医家走入了弯道中，认为气血亏虚时可以通过药物来补，于是重用党参、黄芪等补气，熟地、阿胶等补血，当然也能起到一定的效果，但是这个效果是微不足道的，因为如果通过补法就可以使人体气旺血足的话，那么是不是谁有钱买这些药物，谁吃了这些药物，谁的气血就会充足？显然这个设想是不成立的，因为人体气血的来源是靠胃气化生的，而胃气的来源是由水谷化生的，水谷能化生胃气的前提条件是脾胃环境要始终保持温热的状态。

由于笔者充分认识到胃气的属性和重要性，因此在用药上也一直倡导使用温中温阳之药。

从自然规律来看，春天的时候，气候温暖，山花烂漫，芳草萋萋，但这时是春华而不实，只有经过夏天的高温高热，才能迎来金秋，发生本质的改变，才有了春华之后的秋实。

用药的规律与自然的规律是一样的，如果不通过温中温阳的药物把脾胃环境改善得像伏天那样温热，其生化之机就达不到本质的改变。为了达到这一效果，有时需要使用重剂大温大热的药物。在这一点上，一些医家恰恰相反，用药平和，基本是止步在"像春天一样温"的境界上，因为这样不出风险，安全，换言之，治不好也治不坏，但是对于患者而言，就会经常出现病情反复的现象。更有甚者，会使患者因此贻误了最佳治疗时机，尤其在大病面前，贻误时机使病情发展，往往悔之晚矣。

止步于"春天"还算不错的医家，更有甚者，喜用寒凉的药物，这些药物就像冰雪一样，久用之后，将人体的脾胃环境制造成了冬天的景象，脾胃寒，身体寒，耗散阳气，消化吸收减弱，生化之机减弱，导致气血不足，即便眼前的病好转了，却是后患无穷。

笔者认为用大温大热的药才能真正起到温中扶阳的效果。当脾土胃土在大温大热的药物作用下，胃气才能旺盛，而中医学领域里所有的病因病机都与胃气有关系。比如，气滞，脾胃虚寒，引起中焦气机阻滞，上下不沟通，内外不循环，形成气滞；血瘀，血遇热则行，遇寒则凝，所以血瘀也可由中焦虚寒，脾胃虚寒导致；痰湿，经云"痰饮者水湿之别名"，水湿也可由中焦虚寒，脾肾阳虚，不能运化所致，等等。

综上所述，在人的生命过程中，在人的疾病过程中，在整个诊疗过程中，胃气都占有至高无上的地位，只有抓住了胃气，才能抓住疾病的主要矛盾。抓住了胃气，就抓住了中医的真机。从继承与发展角度讲，"扶阳中土论"的重要贡献是对"胃气"的认识与运用，把胃气提到了至高的地位上。

　　"扶阳中土论"在继承了前贤胃气重要的基础上，重点强调了运用温中温阳之法治病的原理，尤其是对大温大热药物的运用，突破了用药像春天一样温，实现了用药像伏天那样热。笔者亲自实践，尝药体验，充分证明了这一理论的合理性。

第二章 归一篇

一、认识归一：生产生活实践才是"医源"

中医学很美，这是人们公认的。

从《黄帝内经》到现在，中医学蓬勃发展、开枝散叶，绵延 2500 余年。

在人类向着"文明"奔跑的进程中，中医学像一个魅力无穷的"漩涡"，将各家学说、各领域学科纷纷吸纳了进来，融汇成自身独特的理论体系和学术结构。

从广义讲，中医学已经突破了"医"的范畴，成为了一门星光闪耀的生命科学。因此，真正的"大医"也已经突破了"医"的局限，他们在生命个性与自然规律的隧道中上下求索。

数千年来，医典浩瀚，医家辈出，阴阳学说、五行学说、藏象学说、病因学说、病机学说，数之不尽；寒凉派、攻邪派、补土派、滋阴派、温病派，流派纵横。这正是中医之美的魅力所在。但是对于中医初学者来说，这种美有时又会成为一个美丽的"陷阱"，它像暗夜中的灯火，照亮了夜空，也引来了飞蛾扑火，多少初学者在膜拜中、向往中，却不知所踪。

中医学在数千年的发展过程中，被各家学术、理论包裹得太厚太重了，被披上了一件又一件、一层又一层的外衣。笔者认为这些理论对中医学有的有用，有的没用。有人用《易经》解释中医，有人用八卦解释中医，有人用河洛理数解释中医，有人用五运六气解释中医……五花八门。对于有能力的人来说，他们能穿透这些外衣去抓中医学的核心，但是很多人是没有这个能力的。如果再给中医学"描描眉、画画眼"，中医学的"脸谱"就更多了，导致人们不知道中医究竟是何物。这是中医学发展的现状，也给中医学习和传承制造了难度。

其实，中医学本身并没有那么复杂。在久远的史前阶段，人们"求可食之物，尝百草之实"，发明了原始农业；"尝百草之滋味，水泉之甘苦"，创建了原始医药。后又逐渐认识到自然万物以及日常生活对人体的影响与作用，从而逐步归纳和总结，建立起了古中医学理论。

随着近代医学的兴起，医学领域又开始向研究人体的实体结构方面深入，细胞学、微生物学、实验生理学等从18世纪、19世纪开始建立和发展。

进入20世纪以来，特别是进入50年代以来，医学的发展深入到了生物分子水平。

现代科学技术为人体研究提供了大量灵敏高效的仪器设备和相应

的技术，包括光学观测、电学检测、化学分析、显微操作以及电子放大、计算机的装置和技术等，使医学准确掌握了人体超微结构领域的特点和功能变化，为人体结构揭示出一个等级分明的图谱：分子——细胞器——细胞——组织——器官——系统——人体。

从古中医学到现代医学的发展是一脉相承的，古人通过对自然规律的观察发现了人体生老病死的规律，现代科技的发展则可以让医学观察进入到人体细胞的微观世界，而且越来越多的医学与生物学的资料表明，人体不仅仅是一个包含众多子系统的复杂大系统，同时也是从属于环境这个巨系统的组成部分，不断地与外在环境进行着物质、能量、信息的交换，在与环境保持动态平衡中生存和发展。这正应了那句古话：天地大宇宙，人身小天地。天人合一的哲学思想也由此产生。

"天人合一"的思想正是古代先贤对内与外、人与自然之间关系的充分认识和高度概括。但对于学医者而言，不能一步进入这个思想的神坛里，而是要回归到医学的本来空间，从根本上去完成对中医学的认识。

整部《黄帝内经》都是在客观地描述自然之象、生活之象、人体之象，它像一个不加美颜的照相机，看到圆就画个圆，看到方就画个方，从本质上去解释人体之象。所以《黄帝内经》成为了经典，被尊为"医源"。如《灵枢·决气》中记载：

"何谓气？"

"上焦开发，宣五谷味，熏肤、充身、泽毛，若雾露之溉，是谓气。"

"何谓津？"

"腠理发泄，汗出溱溱，是谓津。"

"何谓液？"

"谷入气满，淖泽注于骨，骨属屈伸，泄泽，补益脑髓，皮肤润泽，是谓液。"

"何谓血？"

"中焦受气取汁，变化而赤，是谓血。"

"何谓脉？"

"壅遏营气，令无所避，是谓脉。"

……

单从字面来看，这几句话言辞古奥，理义精微，很难看懂，但这是古体文字和古人行文的表述方式，转化成现代的白话文则是：

什么是气？

上焦把饮食精微物质宣发布散到全身，可以温煦皮肤、充实形体、滋润毛发，就像雾露灌溉各种生物一样，这就叫做气。

什么是津？

肌腠疏泄太过，汗出过多，这样的汗就叫做津。

什么是液？

饮食入胃，水谷精微充满于周身，外溢部分输注于骨髓中，使关节曲伸灵活，渗出的部分可以补益脑髓，散布到皮肤，保持皮肤润泽的物质，就叫做液。

什么是血？

位于中焦的脾胃接纳饮食后，吸收其中的精微物质，经过气化变成红色的液体，就叫做血。

什么是脉？

约束营血，使之不能向外流溢，就叫做脉。

此外，在《素问·八正神明论》中提到："血气者，人之神。"即认为气血乃人之神。

在黄帝与岐伯的一问一答中，我们很清晰地知道了气、津、液、血、脉、神是怎么回事，而且我们能感受到，黄帝在客观地问，岐伯在客观地描述，这便是《黄帝内经》的魅力。

《黄帝内经》的内容是从人们的生产生活实践中来的，那么进而推之，生产生活实践就是医源！这意味着，学医者要一边去读经典，一边去观察生活。当学医的方向从庞杂浩瀚的医学理论、学说中转向生活中时，才会发现中医学真得很美，而且并不复杂，它是那么地接地气，它关注的是生活中的一举一动、一食一饮，它不仅能治疗肉体，还能治疗情绪。

再比如何谓阴阳？如果从阴阳理论去理解，会越陷越深，最后让人知难而退。但是如果从生活中去寻找"阴阳"却是另一番景象。

生活中用的煤气罐，里面空的时候，提起来很轻，当灌满了煤气后，再提很重，是因有像液体一样的有形、有质的东西在里面。将煤气罐连接到煤气灶上，打开开关使用一段时间后，再晃晃煤气罐，里面的液体没有了，哪里去了呢？通过煤气灶转化成光、转化成热，光和热就是"阳"，里面液体一样的物质就是"阴"，煤气的使用过程就是阴转化成阳的过程。由此可见，阴是阳的蓄积态，是有形的；阳是阴的释放态，是无形的。也由此可知，阴阳是一体的，阴就是阳，阳就是阴，是一体两面的关系，逻辑上可分，而现实中不可截然分开，否则作为阴和阳整体的事物就会消亡。这正如上面讲的煤气从充满状态到化为乌有这个过程一样。所以，古语云："孤阴不生，独阳不长。"就是说：不存在脱离事物整体而存在的纯阴和纯阳。而阴阳只是表述事物的二分法而已。

再从人体来看阴阳，同样如此。小孩刚出生的时候仅有五十厘米左右、六七斤重。出生后，每天做的事情就是睁着眼吃、闭着眼吃、吃呀吃，一直吃到女子二七即 14 岁，男子二八即 16 岁，成了一个肌肉丰满、体格健壮的大姑娘、小伙子。那么，大姑娘、小伙子这么丰满的肌肉、健壮的体格是怎么形成的？是他们从刚出生时就开始吃，消化、吸收得来的气血营养，在一天中，这些气血营养有消耗掉的，有蓄积下来的，有存有攒，蓄积下来的充养了肌肉、骨骼，也就是有形的阴精阴血，这些阴精阴血又在不断地释放形成人体的生命特征和生命活动，即人身之阳。

这样来看阴阳，来理解阴阳，是不是很简单、很明了？将概念与生活中的具象之物对应时，就很容易理解。

在对病因、病机的把握和辨证过程中，也同样离不开与生活中理和实的对比与参照。

以中暑为例，很多人认为暑属于热，所以天热、紫外线强的时候容易中暑，那么为什么同样在暑天里，有的人会中暑，有的人不会中暑呢？

回归到生活中来看，一进入夏季，冰镇西瓜、冷饮、冰啤酒的市场火爆起来，商家们拉出"清凉一夏"的横幅，消费者们在"越冰越爽"中狂舞，最终总有几人因中暑晕倒在地。这时，中暑者将中暑归罪于天热，却没有去想自己吃了什么、喝了什么。笔者认为这是寒凉饮食物导致中气不足，阻遏中焦升降的气血，产生中暑现象。

暑天天气热，阳气往外散，内里空虚，胃肠道寒凉，会致中焦虚寒，导致气机阻滞，就出现了头晕、乏力，甚至晕倒等中暑症状，这就是中暑的原理。而中暑后喝一瓶藿香正气水就会感觉舒服，其因正是藿香正气水的组成里都是温热散寒的热药。因此，中暑其实是中寒，如果不想让自己在大热天里中暑，方法很简单，天越热，越忌贪凉饮冷，多喝热水、吃热饭。《素问·热论》中说："今夫热病者，皆伤寒之类也……人之伤于寒也，则为病热。"因此，人体的火不仅是外来的，还可是内生的，这在本书后面章节中会有更加详细的论述。

人体中火的表现并不仅仅表现在内部，也表现在外部。比如，很多北方人在寒冷的冬天里容易把手冻伤，冻伤处火烧火燎地烫热，为什么？其原理是当人体的局部受寒时，阻滞了人体气机、气血的运行，易郁而化热。

回过头来再看，以上案例都是来源于生活之中，如果不去深究，便是生活的日常，如果深想一步，便是中医学的原理，如果联想力够丰富，这样的案例在生活中随处可见、不胜枚举。

因此，打开中医学大门的那把钥匙就是"生活"二字，结合着生产生活实践中的理和实去认识中医、学习中医，会越学越明，如果陷入到学说和理论里，钻到中医学教材和历代书籍里而不能自拔，就会越学越迷茫，这也是笔者在学习中医过程中的深刻体验和感悟。

因此，扒掉中医学的外衣，回归到生产生活实践中来，回归到"医"的根本上来，用生活中的理和实去认识中医，才能更好地学习和传承中医学。

二、理法归一：治病求本，本在温中

"明理"对于一名中医而言至关重要，明理有两方面的含义，一是要明白医理、病理的来龙去脉，如此可以做一名好医生；二是明理才能看清医理、病理发生和发展的规律，如此便可以"法于阴阳、和于数术"，当可以做到理法归一的时候，就犹如习武之人可以做到"万法归宗"，就可以成为"医之师"了。

理法归一的前提是要对医理、病理有充分的认识和理解，这种认识和理解首先是来自于概念上的。中医学有一个需要我们注意的特点，哲学味道重，概念模糊不清，甚至很多表述已经偏离了医学本身的需要，脱离了人体实际，下面我们通过对五脏中的"心"的解析来看看传统中医学在心的概念的表述上与"心"本身所具有的功能和特点有多大的差别。

"心位于胸腔偏左，膈膜之上，肺之下，圆而下尖，形如莲蕊，外有心包卫护。心与小肠、脉、面、舌等构成心系统。心在五行属火，为阳中之阳脏，主血脉，藏神志，为五脏六腑之大主、生命之主宰。心与四时之夏相通应"。

"心的生理功能：心主血脉，心主神智。心为阳脏而主阳气，心为阳中之太阳，以阳气为用。心的阳气能推动血液循环，维持人的生命活动，使之生机不息，故喻之为人身之'日'。'盖人与天地相合，天有日，人亦有日，君父之阳，日也'（《医学实在易》）。心脏阳热之气，不仅维持了心本身的生理功能，而且对全身又有温养作用。'心为火脏，烛照万物'（《血证论·脏腑病机论》），故凡脾胃之腐熟运化，肾阳之温煦蒸腾，以及全身的水液代谢、汗液的调节等等，心阳皆起着重要作用"。

"心气与夏气相通应：心应夏气，'通'即相互通应之意。人与自然是一个统一整体，自然界的四时阴阳消长变化，与人体五脏功能活动系统是通应联系着的。心与夏季、南方、热、火、苦味、赤色等有着内在联系。心为阳脏而主阳气。天人相应，自然界中在夏季以火热为主，在人体则与阳中之太阳的心相通应，了解心的这一生理特性，有助于理解心的生理病理，特别是病理与季节气候的关系。心通于夏气，是说心阳在夏季最为旺盛，功能最强"。

以上是《中医基础理论·藏象》中关于心的解剖位置、生理功能和生理特性的描述。

"心的生理功能，心主血脉，心主神智"，那么，心靠什么来主血脉、主神智？简单地回答，靠气血！只有心脏气血充沛时，心脏的生理功能才会正常，心才能主血脉、主神智；反之，如果心脏的气血不足，那么心主血脉、主神智的功能就会不正常，就会有疾病的表现，出现胸闷气短、失眠多梦、心悸怔忡、抑郁狂躁等等。那么心脏所需的气血是从哪里来的？从脾胃中来，因为脾胃是气血生化之源。脾胃只有温热才能化生气血，充养心脏，心的生理功能才会正常。

"心为火脏，烛照万物"表达了什么意思呢？事实上，心不是生活中的火，也不是自然界中的火，也不是人体的火，心靠水谷之气化生的气血来滋养，心脏阳热之气及其功能也均依赖于水谷之气化生的气血充养，与胃气密不可分。

这样去解读心脏，才能理法方药齐备，不但明理，而且还会治病。这样分析心脏，才能找到心脏病的根源，这与"人身虽云五脏六腑，总不外乎气血两字"的论断吻合，与"五脏六腑皆是虚位，二气流行方是真机"吻合，与"有胃气则生""土生万物"等吻合。但是现实中，有多少医家是这样在研究中医学？有多少医家能真正把中医学的概念读懂、读透？上述是列举了"心"这一个例子，那么其他的呢？我们要正确地去认识和理解中医学里的名词，才能正确地指导临床。笔者指出这些问题的用意就是要告诉大家"尽信书不如无书"，这也是古训，尤其是在中医理论学习中，要善于结合生活和临床实际，辨证地去认识和思考，方可得中医学真谛。

再从病理上来看，很多疾病均可因"伤寒"而起。气滞病，可因中焦受寒，气机阻滞形成；血瘀病，可因中焦受寒，寒凝血瘀形成；脾胃病，可因中焦受寒，脾胃不能运化水谷，胃气衰弱形成；神志病，可因中焦受寒，气机阻滞、寒凝血瘀，气血不能上行供于脑形成；痰湿病，可因中焦受寒，气机阻滞，不能运化痰湿水饮形成；上火下寒病，可因中焦受寒，气机阻滞，气血上下周流不畅形成；六邪之病，可因中焦受寒，胃气衰弱，导致免疫系统衰弱，外邪乘机侵入人体形成；"三高"，可因中焦受寒，气血衰弱，导致代谢能力差而形成……这些病因都指向"伤寒"，且指向中焦之寒，气滞可因中焦受寒而起，血瘀可因中焦受寒而起，痰湿可因中焦受寒而起，瘀火可因中焦受寒而起，神变可因中焦受寒而起……病变万千，却怎一派寒凉了得！这一点，"医圣"张仲景看得很透，所以他以毕生心血著述《伤寒杂病论》，然而后世学者不求甚解，捧着圣人之书却滥用方药，滋阴、凉血、清热、升散、化湿之法随意用之，乐此不疲。所以给《四圣心源》写序的张琦感慨"《脉诀》出而诊要亡，本草盛而物性异。长沙之书乱而伤寒莫治，刘朱之说行而杂病不起。天下之民，不死于病而死于医，以生人之道，为杀人之具，当不哀哉！故凡艺或可殊途，惟医必归一致。古经具在，良验难诬，有识之士，不能不是古而非今矣"。误解中医，之后才有百家争鸣，各执一端，若盲人摸象，而医道渐衰，可悲可叹！

另一种倾向是机械地理解和无条件地接受前人的学术观点，如认为圣人怎么告诉我们的，我们就怎么去做，这是很偏激的"圣人正确论"。事实是，一方面圣人讲得不一定都是十全十美；另一方面，尽管圣人讲得没错，但是后学者不求甚解，断章取义，所以无法将圣人之学融会贯通，出了问题就将责任推给圣人，这样的人如何为医呢？

那么，因伤寒而起的病症，祛寒的最佳方案是什么？再从生活中的理来看，当温暖的阳光照耀着的时候，是不是感觉很舒服？在寒冷的冬天，如果再刮来一阵风，是不是感觉更加难受？因此，寒与阳是相对的，祛寒的最佳方案自然是扶阳。扶哪里的阳？笔者认为，是扶中焦之阳。中焦是脾胃之所，是气机之枢。中焦阳气旺，脾胃腐熟运化水谷的能力强，胃气强，化生气血的能力强，正气充足，祛邪外出。反之，中焦受寒，饮食水谷不能被充分运化，导致气血弱，寒邪可进一步侵入人体。

因此，扶阳之法必须是温中，只有通过温中温阳的处方才能让中焦脾胃沐浴在"阳光"之下，温热的脾土胃土才能生化出机体中的"万物"。

从人类社会的进化来看，自从原始社会，人类认识了火，会用火，避寒就温，吃了温热熟食，人类社会的文明才开始，人才长寿健康，否则总是像动物一样吃寒凉饮食物、生食，就会多受疾病困扰，以致短寿。

综上所述，通过对概念、医理、病理的分析我们发现，中医理法是可以归一的，也只有通过归一才能理清中医学中的问题，找到治病求本的靶心，其实医圣仲景早已经把这把钥匙给到了我们，即"先温其里，乃攻其表"，即是温中扶阳、顾护胃气，中强阳旺，诸病无虑。

第三章　明理篇

一、明生死

人生死的标准是什么？有心跳、有呼吸，即是生？但现代医学发现，很多没有心跳、没有呼吸的人过了很长时间被抢救了过来，所以又将"脑死亡"作为判断人死亡的一个标准，但是现代医学界又发现，一些判断为脑死亡、植物人的人过了很长时间又被抢救了过来。

"生死"，放开来看，是个大命题，在此仅从医理角度进行探讨。

那么，中医是如何判断人生死的呢？

《黄帝内经》中有两个死："有胃气则生，无胃气则死"；"阴平阳秘，精神乃治。阴阳离决，精气乃绝。"无胃气，人死；阴阳离决，人死。

从第二句话中可以看出，决定人生死的两个因素是"神"和"气"，决定人生死的两个条件是"阴"和"阳"，也就是人们常说的"神气""阴阳"。

那么，何为"神"？前面提到《素问·八正神明论》中说："血气者，人之神。"人身的血和气就是人的神。

血气与阴阳又是什么关系呢？从阴阳理论来讲，血属阴，所以叫阴血；气属阳，所以叫阳气。

为了进一步阐述神与气血、阴与阳的关系，我们把人的五脏六腑比喻成11个人，假设这11个人流落于荒岛上，没有补给，没有出路，这11个人就会在"神"上呈现出不同的状态，有的没精打彩，有的愁眉苦脸，有的大喊大闹，有的四处乱窜等等，神情状态各不一样。

反之，如果这11个人获得了很好的补给，生活富足，这11个人的"神"还会同之前一样吗？必然不一样，会平静下来，积极起来，充满生机。

回归到人体中，五脏六腑出现病症，即是"神有变"，像白血病患者严重到一定程度之后总是想睡觉，因为他的血气不足了，没有神了。西医的高明之处在于输血，不用你消化吸收，通过输血的方式直接给你提供气血营养。

当人"阴阳离决"的时候，也就是没了"神"的时候，人就死了。

上述五脏六腑与11个人的比喻中讲到的"补给"即是胃气所化生的水谷精微，也就是说这"11个人"若得不到胃气的滋养和生化，就会导致五脏六腑气血亏虚。亏久了，小病变大病；再亏久了，大病变成不治之症。

所以《黄帝内经》才提出"有胃气则生，无胃气则死"。

综上，扶阳中土论认为，抓住胃气，即可抓住生死的关键；明胃气，即可"明生死"之要。

但是对于医者而言，对于"明生死"的认识和理解还不能仅仅停在病理的层面上。

孙思邈说："人命至重，有贵千金。"这也是《备急千金要方》名字的由来。古今能称为大医的医者，无不对自然、生命充满了敬畏与珍视，这也是"明生死"的更高境界。

孙思邈在《大医精诚》中写道："自古名贤治病，多用生命以济危急，虽曰贱畜贵人，至于爱命，人畜一也。损彼益己，物情同患，况于人乎！夫杀生求生，去生更远。吾今此方所以不用生命为药者，良由此也。其虻虫、水蛭之属，市有先死者，则市而用之，不在此例。只如鸡卵一物，以其混沌未分，必有大段要急之处，不得已隐忍而用之。能不用者，斯为大哲，亦所不及也。"

意思是，"自古以来，有名的医生治病，多数都用活物来救治危急的患者，虽然说人们认为畜牲是低贱的，而人是高贵的，但说到爱惜生命，人和畜牲都是一样的。损害对方有利自己，是生物共同憎恶的，何况是人呢！杀害畜牲的生命来求得保全人的生命，离'生'的道义就更远了。我这些方子不用活物做药的原因就在这里！其中虻虫、水蛭这一类药，市上有已经死了的，就买来用它，不在此例。只是像鸡蛋这样的东西，因为它还处在成形前的状态，一定是遇到紧急情况，不得已才忍痛用它。能不用活物的医者，其才能见识一定是超越常人的，也是我比不上的"。

孙思邈之所以被尊为"药王"，受万世敬仰，除了他的用药技能高超之外，更是因他对生命的敬畏与珍视是一般人所不能企及的，即使是需要以鸡蛋入药时，他也是不到万不得已不会使用，因为他知道蛋壳内虽然"混沌未分"，实则已有生命存在。笔者相信，无论谁读到药王的这句话，心灵上都会受到强烈的震撼，这不就是对"明生死"的更高追求与彻悟吗？

正因为"生命诚可贵"，古往今来，真正的医者每每临床都会"如临深渊，如履薄冰"，他们深知纸上错一笔无伤大雅，医理上错一招却人命攸关，无知的医者会给患者带来灾难。所以，古之大医在自我修养和自我约束上也堪称至极。

孙思邈说："医可为而不可为，必天资敏悟，读万卷书，而后可借术以济世。不然，鲜有不杀人者，是以药饵为刀刃也。""世有愚者，读方三年，便谓天下无病可治；及治病三年，乃知天下无方可用。故学者必须博极医源，精勤不倦，不得道听途说，而言医道已了，深自误哉！"

所以学医的人一定要广泛深入地探究医学原理，专心学习，勤奋不懈怠，不能道听途说、一知半解，就认为已经明白了医学原理。如果那样，就大大地害了自己呀！

明朝裴一中在《音医·序》中也说道："学不贯今古，识不通天人，才不近仙，心不近佛者，宁耕田织布取衣食耳，断不可作医以误世！"

若不能"明生死"，这些大医怎么能够发出这样振聋发聩的警世恒言？因此，古人是把"良医"与"良相"并列的，即"不为良相，便为良医"。医之良，在工巧神圣；医之功，在望闻问切；医之学，在脉药方症。医者须通四时之气，辨百物之性，精《易》通儒，勤求古训，本乎大道，法乎自然。孙思邈说："世无良医，枉死者半，此言非虚。"而"明生死"，何尝不是医者对生命的大彻大悟呢？

因此，生死需明。不明生死焉知病之所从来。而决定人生死的关键就是胃气，胃气是整体的一，阴阳是整体胃气化生的二。所以，治病必求于本，在一的层面必本于胃气，在二的层面，必本于阴阳。

二、明阴阳

"阴阳"贯穿中医学生理、病理、诊断、治疗乃至养生等方方面面,《黄帝内经》162篇中有140篇讲到了阴阳关系问题,整部书涉及阴阳构成的词句达3000多个。

阴阳属于中国古代哲学理论范畴,源自古代人民的自然观。万事万物均可以用阴阳的理论和方法进行分析和归纳,如天地、日月、昼夜、寒暑、男女、上下等。《黄帝内经》中记载:"阴阳者,天地之道也,万物之纲纪,变化之父母,生杀之本使,神明之府也。治病必求于本。""阴阳者,数之可十,推之可百;数之可千,推之可万;万之大,不可胜数,然其要一也。"

《黄帝内经研究大成》中说:"中医学的阴阳,是中医学方法的一对范畴,它是对中医理论体系有关的某些事物和现象对立双方的概括,含有对立统一概念。它既可以代表与生命有关的相互对立事物和现象,也可以代表生命过程中相互对立的两个方面。"阴阳作为哲学名词,是一个抽象的概念。现认为,凡是具有对立相反又相互关联的事物和现象或一事物内相互对立的两个方面,都可用阴阳来概括。

在易学理论中,任何事物都可以一分为二,即阴阳两面,所谓"道生一,一生二,二生三,三生万物"。这便给阴阳的概念赋予了更深层次的含义,从而使易学发展成为一门具有东方独特思维方式,集中国几千年文明智慧于一体,以探索天道人理变易规律为目的的系统学术。

中医经典《黄帝内经》相传是黄帝所作,而黄帝本身是道家的代表人物,且书中常用易学的思维和理论来阐述医理,所以自古以来就有"医易同源"的说法。这种影响决定了中医学在几千年历史长河中的发展走向，使历代医家无论是在理论研究还是在临床实践中都离不开"阴阳"二字。

《黄帝内经》说："善诊者，察色按脉，先别阴阳。"

唐代药王孙思邈说："不知易，不足以言大医。"

明代医学家张景岳说："易者，易也，具有阴阳动静之妙；医者，意也，合阴阳消长之机。"

……

"医易同源"，"医理"被历代大医上升到了"易理"层面，构建出独特的中医学理论。但对于平常人而言，学识有高下，修为有浅深，能为人治好病的人，不一定是易学专家，易学专家也并不一定能为人治病。但是阴阳观在中医学里却始终被推崇备至，这导致一些医家不谈阴阳似乎就不懂医理，于是在"阴阳"的理论中绕来绕去，一绕就是几千年，时至今日似乎也没有绕明白，反倒把医理绕得更加复杂。

其实，阴阳只是一个相对的概念，只是为了说明情况。黄元御认为，"脾气左升，则为阳；胃气右降，则为阴"，脾气从左边升起来，为阳；胃气右边降下去，为阴。一升一降，形成一个循环，才有整体生命的存在。郑钦安说："余沉潜于斯二十余载，始知人身阴阳合一之道。"郑钦安以他二十余年的体验和感悟明确提出阴阳是合一的，换句话说，阴阳是一个整体，如果机械地将阴阳分开来看，就违背了阴阳之道，所以郑钦安一直强调要确辨阴阳，不要误辨阴阳。

张景岳在《新方八略引》中说："善补阳者，必于阴中求阳，则阳得阴助而生化无穷；善补阴者，必于阳中求阴，则阴得阳升而泉源不竭。"这也体现了阴阳对立统一和互根互用的关系。阴阳虽常对立描述，但其统一存在于整体中。

就像有人认为，当阴阳对应到人体中时，即上半身为阳，下半身为阴；左半身为阳，右半身为阴；后半身为阳，前半身为阴；在腑为阳，在脏为阴；在表为阳，在里为阴等等。但不论如何区分，人体本身仍是一个整体。

从出生长至成人，需要由胃气所运化水谷精微的不断充养。其中，蓄积在人体中的充养肌肉、骨骼，变成有形的阴精阴血；释放出来的阳气维持脏腑功能，保证机体正常活动。饮食水谷进入人的脾胃后，有赖于胃气运化，才能滋养阴阳。

黄元御说："中气升降，是生阴阳。"又曰："水、火、金、木，是名四象，四象即阴阳之升降，阴阳即中气之浮沉。分而名之，则曰四象，合而言之，不过阴阳。分而言之，则曰阴阳，合而言之，不过中气所变化耳。"中气是胃气的别名，因此，人体的阴阳之象与胃气变化息息相关。当我们把阴阳和胃气联系在一起的时候，中医研究中遇到的问题就很容易解开了，对疑难杂症的诊治也会变得简单了。

我们都知道，正常的生命是一种相对稳定的状态，这种稳定的状态一旦被打破就会出现各种健康问题，用阴阳观来讲叫阴阳失衡。通过调补胃气可调和阴阳，胃气旺盛的人阴阳平衡、阴平阳秘；胃气不旺盛的人阴阳不平衡，易生病；胃气衰竭的人，阴阳离决，人死。

综上所述，"明阴阳"即是明"阴阳合一"之理。重视"阴阳合一"，在临床中才会强调整体观念。有了整体观念，在对病理进行分析时就不会受到各种外来概念的干扰，而是明确以顾护患者的胃气为根本和前提，再进行阴阳调理、方药加减。如此，即使不知"易"，亦足以为大医也！

三、明先后

"人始生，先成精，精成而脑髓生，骨为干，脉为营，筋为刚，肉为墙，皮肤坚而毛发长。"这是《灵枢·经脉》中对人从"始生"到整个生命发育过程的描述。

从中可以看出，"人始生"是"先成精"，精成而后……才有了人的一切发育过程，所以"精"在中医学里面始终占有重要位置。

中医学认为，精的来源有两个，一是"先天之精"，即禀受于父母的"两神相搏"之精，它带着父母两人的先天之气，成为"人始生"受胎时的胎元。人刚出生时的器官、骨骼、血液、皮肤、毛发以及心跳、呼吸等生理活动，都依赖于"先天之精"才得以形成。

精的另一个来源是"后天之精"，是人出生后从饮食中吸收来的营养精华，也称为"水谷之精"。因为先天之精在人的生长发育及各项生命活动中会不断消耗，必须要靠后天饮食营养的补充，才能维持人的正常生命活动需要。

因此，人生是从"人始生"开始的，经历着"先天"与"后天"两大发展阶段。于是人们认为，在这两大发展阶段中，"精"成为立身之本，民间形象地将"精"比作是人的"灯油"，并说"人死如灯灭"，灯油（精）耗尽，人的寿命也就终止了。

所以，人们认为养生就是养精，通过养精才能补充生命的能源，这也成为医家在辨证施治时的抓手。由于"精"分"先天之精"与"后天之精"，因此有的强调"先天"重要，有的强调"后天"重要，于是千百年来，"先后天之辩"始终回荡在中医界，争论不休。

中医理论认为，先天之本在肾，因为"肾主封藏"，是"藏精之府"；后天之本在脾胃，因为脾胃是"水谷之海""气血生化之源"。

于是，强调先天重要的医家，便将肾作为了探究医理病理的靶心。《医门法律·阴病论》曰："人身血肉之躯皆阴也，父母构精时，一点真阳，先身而生，藏于两肾之中，而一身之元气由之以生，故谓生气之原。"《难经·六十六难》曰："脐下肾间动气者，人之生命也，十二经之根本也。"《景岳全书·传忠录·命门余义》曰："命门为元气之根。"

历代大量的医学论著都告诉我们，肾如此重要，所以一些医家在临床中就时刻盯着肾气，在治疗中不忘补肾填精。可是肾气怎么补得上来？如果能补的话，是不是有钱买补肾药物的人肾气都足？事实证明并非如此。那么答案在哪里？这首先要明白"精"是怎么形成的。

男人的精子，女子的月经、卵子，包括骨髓等都是"精"。

人刚出生时没有产精的能力，出生后，"哇"一声啼哭，肺气一通，然后就开始进食，直到女子二七（14岁）、男子二八（16岁）的时候才有了"精"。

《素问·上古天真论》中说女子"二七而天癸至，任脉通，太冲脉盛，月事以时下，故有子"，丈夫"二八，肾气盛，天癸至，精气溢泻，阴阳和，故能有子"。

人从出生一直到女子14岁、男子16岁，每天都要做的一件事情就是吃喝，吃进去的饮食水谷通过胃气化生成水谷精微，滋养人体才能产生"精"，男人产生男人的精，女人产生女人的精，这就是精的产生过程。

由此可见，人未出生之前是靠父母的精气来滋养的，但人出生之后，是靠自身的脾胃之气来滋养的，所以李东垣指出："真气又名元气，乃先身之精气也，非胃气不能滋之。"张景岳亦说："人之始生，本乎精血之源，人之既生，由乎水谷之养。非精血无以立形体之基，非水谷无以成形体之壮，精血之司在命门，水谷之司在脾胃……是以水谷之海，本赖先天为之主，而精血之海又必赖后天为之资。"

人的日常饮食水谷于脾胃中腐熟运化为水谷精微，通过"脾气散精"转输至全身各脏腑组织，使"目得之而能视，耳得之而能听，手得之而能摄，掌得之而能握，足得之而能步，脏得之而能液，腑得之而能气"。因此，人从出生开始一直到此后的整个生命过程，胃气才是人之根本，因此李东垣在《脾胃论·脾胃虚实传变论》中说："元气之充足，皆由脾胃之气无所伤，而后能滋养元气。若胃气之本弱，饮食自倍，则脾胃之气既伤，而元气亦不能充。"这就是为什么肾虚的人专注于补肾时却起不到理想效果的原因，因为"脾胃之气既伤，而元气亦不能充"。

由此可见，人从出生之后的生命过程中，脾胃起着主导作用，只有靠着胃气运化的水谷精微充养，人才能健康长寿。所以《黄帝内经》指出："无先天而后天不立，无后天而先天不生。"意思是没有先天父母之精气，就不能形成人，也就没有后天；没有后天脾胃之气的滋养，从父母那里得来的先天之精气就不能生、不能长、不能化。

因此，不能机械地去区分先后天到底谁最重要，而是要认识到先天、后天互为一体，两者一荣俱荣，一损俱损，分无可分，合不胜合，先后天相荣共生才会产生并维持整个生命过程。

这样的认识就给我们的治疗指明了一个思路：只有让后天旺盛，先天才能旺盛。也就是脾胃之气一旺，先天肾气自然就旺。后天旺盛了，人的消化吸收好，胃气旺盛，气血充足，肾气才能充足，因此肾阳、肾气必需靠后天化生的水谷精微的滋养。因此，补肾的同时要去抓中焦脾胃，正确的补肾方法是肾与脾胃共补。

很多肾衰竭的人，治疗时想到的是换肾；一些血液病患者治疗时想到的是换骨髓，这种认识上的错误会导致治疗上的偏颇。换肾、换骨髓无非都是换了土地上的小苗，如果土地的环境没有改变，换什么样的小苗都长不好。人的身体就像土地，体质出了问题，就像土质出了问题，不再适合于万物的生长，而肾就是身体这方土地中的万物之一，如果身体中的土壤是黑土地、热土地，肾自然长得好。如果变成了盐碱地、冷土地，肾就长不好，甚至要坏死，也就是会出现肾衰竭。这个时候如果依然没有去改变身体的环境，没有改变体质，换了一个肾仍然长不好，这就是为什么一些换过肾的人几年后又出现肾衰竭的原因。

因此对于医者而言，要知道诊治的关键点在哪里。先天之本是从父母那里得来的，无法直接充养，但后天之本是可以调补的，这就给了我们治疗的机会。所以，对于先后天谁最重要的问题，落实在治疗上，调养脾胃才最重要！

然而，在中医学理论教学实践中，老师们一般会把先后天放到后面讲，甚至讲的时候一带而过。这是不对的，如果不重视先后天，无论在中医教学还是临床实践中都找不着、找不准"治病求本"的大方向。只有当我们真正明白了先后天的关系后，才知道脾胃作为后天之本有多重要，当意识到后天之本重要的时候，在处方当中才会照顾到人的胃气，这才符合《黄帝内经》"有胃气则生，无胃气则死"的思想。

由此，我们也知道如今为什么要强调"优生优育"了。父母有责任为子女创造一个良好的"先天之本"。如果父母有抽烟、酗酒、熬夜、纵欲、暴饮暴食等不良习惯，或营养不良、机体不健等，就会造成孩子"先天不足"，影响孩子健康发育。父母的后天与孩子的先天息息相关，如此先后相接，世代传承，才有了人类的生生不息。

四、明升降

气机升降学说在中医理论里占有重要位置，《素问·六微旨大论》曰："出入废，则神机化灭；升降息，则气立孤危。故非出入，则无以生长壮老已；非升降，则无以生长化收藏。是以升降出入，无器不有。"

人体气机的升降出入可视为是人体的体内气机与体外气机、五脏与五脏之间、五脏与六腑之间、五脏与气血津液之间、五脏与四肢之间、心理与生理之间的运化状态。人体的消化系统、分泌系统、排泄系统等等都在气机出入升降功能的带动下进行着整体而有规律的运化，一旦气机升降出现紊乱，这些系统就会出现紊乱，甚至发而为病，比如咳嗽是肺气不降；恶心、呕吐、腹胀是胃气不降等等。

气机升降理论源自《黄帝内经》，阐释人体气机升降的原理仍然离不开阴阳定位的方法。《素问·阴阳应象大论》曰："左右者，阴阳之道路也。"按阴阳理论对人体的划分，上为阳，下为阴；左为阳，右为阴；后为阳，前为阴，进而可以描述出气机升降运动在人体形体中的构架。

人体左侧阴气向下运行，右侧阳气向上运行；后面阳气向上运行，前面阴气向下运行；腰胯之气由左至右运行。

根据气机不同性质的运动形式可以看出，人体的气机由头沿左侧向下至足，再沿右足向上至头，形成了一个循环。

身后的阳性气机由足向上至头，再沿前胸向下至足形成了一个循环。

腰胯气机由左行至右侧，再由右侧行至左侧形成了一个循环。

由这三个气机循环结构组成了一个立体性的整体气机循环结构，从而带动人体内部气机进行有规律的运动。

同时，在人体上，右肩的位置称为"天门"，左足的位置称为"地户"，这就在人体上形成了一条气机运行的通道，根据阴阳互根的原理，人体的左肩与右足也是一条气机运行的通道。从而，右肩至左足，左肩至右足，交叉形成了气机的运动方式，这种方式与西医学中人体交叉神经的作用方式相同，并且与上面三个气机循环结构同为一个整体，参与人体的气机出入升降作用。

而气机的运行方向不是单向运行的，在气机向一个方向运行时，还有与其相反逆行的气机在同时运行，形成了一正一反、一实一虚的运化机制，正是这种气机运化机制带动了人体气机进行不断运动。

向内部看，人体的五脏六腑上下分布，各脏腑在气机引导下运行化生。

肾在最下面，属水。中医讲肾是水中有火，水是肾阴，火是肾阳，火性向上，肾火向上走，使脾土温暖，脾把胃受纳腐熟的营养精微物质上输于肺，肺朝百脉，输布周身。

而肾水又生肝木，肝之木气在滋养下，随着脾土之气上升于肺和心。肺属金，主肃降，因此气机开始往下降。而心属火，心火升已而降，以资肾阳温暖肾水，使得肾水不至于寒。而肾水降已而升，以滋心阴，制约心阳，使得心火也不至于过热，这就叫做"水火既济"。

如果下降的过程被破坏，心火就无法下降，形成上热不能交于下而下寒的局面。心是恶热的，心热会出现失眠多梦、口舌生疮；下寒会出现腹冷、下肢凉等。

脾胃居中焦，是气机升降的通道和中枢，五脏气机的升降必须借助脾胃的升降才能完成。

在中焦的气机升降中，脾主升，胃主降，脾胃既可引肾水上济心火，又可引心火下温肾水，以助心肾相交；还可引肝升之气克制肺降之气，亦可引肺降之气克制肝升之气。故《医学求是·血证求原论》曰："水火之上下交济者，升则赖脾气之左旋，降则赖胃土之右旋也。"元代医家朱丹溪亦说："脾具坤静之德，而有乾健之运，故能使心肺之阳降，肾肝之阴升，而成天地交之泰。"

气机升降关系到脏腑、经络、气血、阴阳等各方面功能的协调平衡，若气机升降异常，五脏六腑、表里内外、四肢九窍等各个方面均会产生病变，如李东垣所说："气机不利，升降失度，则病作矣。"

因此，机体的各种生理活动都是气升降出入运动的具体体现，换言之，人体脏腑的生理功能，无非是升其清阳，降其浊阴，摄其所需，排其所弃。当升者不能升，降者不得降时，则必郁，郁久则生热，是为郁热，故脏腑功能失调诸证多伴有郁热之象。

而在升降失常的病变中，尤以脾胃升降失常最为重要，亦为临床所常见。因为各脏腑气机的升降之权在脾胃中枢，使升不可无限制地升，降亦不可无限制地降。故脾胃若升降失常，则清阳之气不能输布，后天之精不能归藏，饮食清气无法进入，代谢物不能排出，则诸种病变莫不由之而生。只有升清降浊，才能使"清阳出上窍，浊阴出下窍，清阳发腠里，浊阴走五脏，清阳实四肢，浊阴归六腑"。在升清降浊的过程中，机体才能不断维持新陈代谢和能量转换的动态平衡，使升者有度，降者有约，脏腑功能井然有序。因此，脾胃升降是气机升降学说的核心。

《四圣心源》中说："人与天地相参也。阴阳肇基，爰有祖气。……祖气之内，含抱阴阳。阴阳之间，是谓中气。中者，土也。土分戊己，中气左旋则为己土，中气右转则为戊土。戊土为胃，己土为脾。己土上行，阴升而化阳，阳升于左则为肝，升于上则为心；戊土下行，阳降而化阴，阴降于右则为肺，降于下则为肾。"这就更加证明一点，五脏之气皆与脾胃之气息息相关。

食物从嘴里面吃进去，下面排出来，是降。降的正常，升的才正常。降的不正常，导致人的消化、吸收不好，吃过饭就会出现腹胀；升的不正常，导致人的气血、营养不足，大脑得不到充足的营养，就会出现头晕、乏力、脸色青灰或者灰黄、记忆力减退、没有精神。

所以，饮食的一出一入也是人体气机升降的体现，当人"出入废"的时候，也就是吃不下东西的时候，或者吃进去后排不出来的时候，人就会"神机化灭"，即人死了。"升降息"，即是降不下去，升不起来，这时的人就会"气立孤危"，没多少气了，是人将死的表现。

现在患哮喘的人很多，为什么很多医生治疗哮喘达不到预想的效果？一般都是因为错误地理解了哮喘的病机，没有把哮喘的病机窥透。如部分患者哮喘的病机是"肾不纳气"，但"肾不纳气"就把我们的眼光指向了"肾"，所以在治疗时惯用的手段是补肾填精、补肾纳气、温肾纳气等，效果甚微。

那么真正的"肾不纳气"怎么理解？用气机升降的理论来看，第一，肺在上面，肾在下边，肾要想纳气，必过的通道是中焦。可当中焦受寒，脾胃虚寒时，中焦气机运行不畅，那么再强的肾也纳不了气。第二，胃气就是土气，土只有温热才能化气。中焦一热，胃气一足，通道打开之后肾才能纳气。所以治疗哮喘肾不纳气的病机操控点不仅在下焦，而且要兼治中焦脾胃。当我们把这个问题想明白之后，治疗哮喘就变得很简单。

明白了气机升降的原理之后，就明白了为什么现在的人这么容易

"上火"。

我们每个人都有"上火"的经历，吃了败火的食物或药物后依然口舌生疮、大便干、小便黄、口渴、咽喉肿痛，为什么会是这种情况呢？因为寒凉的饮食或者药物吃下去后，肚子一凉，身体一寒，经脉血管紧束，上下不通，气滞血瘀，瘀久生热，形成瘀热。

就像家里蒸馒头的时候，蒸气通过笼屉升腾到空中，虽然看不出热，但我们知道它是热的，不小心碰到它，可能还会被烫伤。

蒸气向上升是气机调达，如果用一块板阻挡住蒸气上升，就阻挡住了它的气机，蒸气就会出现瘀阻、瘀滞，在阻挡的周围产生湿热和寒水。

人体也是这样。人的经脉血管正常时，水升火降、气机条达，没有火、没有热、没有湿。但是人体一旦受寒就会阻挡住气机，局部受寒，气机凝滞，形成瘀堵，心火不能降，人体的火热病就这样产生了。

所以，我们表面上看到的很多热的现象都是假象，不可以清热。比如，咽喉部位受了寒，红肿热痛；肺部受了寒，发热、咳嗽、咳黄痰，这时候的治疗用药应该用温阳温中的药而不是清热的药。因为温阳温中的药可以提升人的中气，中气一足，身体自己就可以化生气血了。

所以，人身气机升降的机关要害都在脾胃之权。再健康的人若7到10天不能吃、不能喝、不能排，任何气机也就都不存在了。因此，明升降的核心是明脾胃之气的升降。

第四章 医理篇

一、论五行

五行是古人认识自然的一种系统观，五即五方，行即运行。木、火、土、金、水是世界万事万物的五种运行方式，可对应到东、南、中、西、北五方之中或者四季交替的时间节律之中，用以阐释事物持续运动的规则。

郑钦安说："人身与天地无异，天地以五行之气塞满乾坤，人身以五脏之气塞满周身。"为了阐释、说明人体结构和病因病理，古人将五行学说理论引入到中医学中，以木、火、土、金、水，对应人体的肝、心、脾、肺、肾，并以五行的水——润下、火——炎上、金——收降、木——升发、土——生化的特性来指代五脏之特性。

春、夏、秋、冬的形成是太阳在南北回归线

来回移动的结果。比如，对于我们生活的北半球来说：当太阳照射北回归线时天气变热，所以五行中属火，此时为夏季。当太阳从北回归线向南回归线移动时，天气变凉，地面大气压力渐大，给人一种收敛下降的感觉，有五行元素中的金气收敛之力，而造化之气的规律是东升西降，太阳从东边升起，西边降落，太阳升起时，阳气渐盛，天气渐热，太阳降落时，气温渐落，天气变凉，呈收敛之象，所以西方属金，此时为秋季。当太阳照射南回归线时，北半球就是冬季，天气寒冷，万物收藏，所以在五行中对应的是寒水；当太阳从南回归线向北回归线移动，北半球天气变暖，万物复苏，这时的北方是春季，五行中对应的是升发之木气。

由此可见，自然界中五行的来源和变化是地球通过公转、自转产生太阳直射区域南北移动的结果。换句话说：五行是古人观察自然界变化规律后总结出来的。

以此类推，古人用十个手指头数数，所以有了十进位制；一年月亮盈缺十二次，所以有十二个月；月亮圆缺一次，白天黑夜约交替三十次，所以一个月约有三十天；今年院子里的果树开花，到明年这棵果树再次开花，月亮圆缺了十二次，这样一个周期被定为一年，连续数了很多年后，总结出了一年有十二个月、三百六十五天。突然有一年，多出来一个月才看到家里的果树开花了，或者比去年多了一个月才见到果实成熟，所以才有了闰月。这些都是古人一边观察一边数数，总结出来的。

包括十天干、十二地支组合起来，才有六十年一个甲子，以及十节律、十二节律、四季节律、二十四节律、六十节律、七十二节律、三百六十节律等等都是人观察自然总结出来的。自然界的这些节律变化，相互结合，五日为一候，三候为一气，六气为一季，四季为一年等等。这些完美吻合的结果都是古人数着时间对应出来的。

所以，"对应"和"统计"是古人认识世界的一种方法，也是阴阳、五行理论产生的基础。同样，古人在认识人体和中医学时也采用了这个方法，比如五行对应完五脏后，人体还有很多器官组织需要对应，于是五脏配六腑，肝对应胆，脾对应胃，肾对应膀胱，心对应小肠，肺对应大肠，接下来人体内还有骨骼、肌肉、血脉，再接着对应下去，即心主血脉、肺主皮毛、肝主筋、脾主肌肉、肾主骨，等等。

再比如，女子二七（14岁）天癸至，男子二八（16岁）肾气盛，天癸至，阴阳和，故能有子；女子七七（49岁）天癸竭，男子七八（56岁）天癸竭；以及女子月经二十八天，一个月来一次等等都是古人经过长期观察统计对比出来的。

黄元御说："祖气之内，含抱阴阳，阴阳之间，是谓中气。中者，土也。土分戊己，中气左旋，则为己土，中气右转，则为戊土。戊土为胃，己土为脾。己土上行，阴升而化阳，阳升于左，则为肝，升于上，则为心。戊土下行，阳降而化阴，阴降于右，则为肺，降于下，则为肾。肝属木而心属火，肺属金而肾属水。是人之五行也。"

郑钦安在《医理真传·五行说》中讲道："骨本属肾，而周身无处非骨。筋本属肝，而周身无处非筋。血本属心，而周身无处非血。肌肉本属脾，而周身无处非肌肉。皮毛本属肺，而周身无处非皮毛。以此推之，五行原是一块，并非专以左肝、右肺、心表、肾里、脾中为主。盖以左肝、右肺、心表、肾里、脾中者，是就五行立极之处言之也。若执五方以求五行，而五行之意便失，以五行做一块论五行，五行之义即彰。……然五行之要在中土。火无土不潜藏，木无土不植立，金无土不化生，水无土不停蓄。"

郑钦安的这段话精妙地阐述出了五行与人体的关系及区别，并在后面几句中强调只有用"整体观念"来看人体五行，其意才能彰显出来，而人体五行之要在"中土"，中土即脾胃，脾胃与五行生克制化关系密切。

但是，临床中如果只用五行生克制化来指导疾病治疗是存在问题的。

人体中，肝属木，自然界中的木气有升发的特性，这种特性是太阳从南向北移动或者地球自转、太阳东升产生的结果。而人体肝气的升发作用以及肝的功能是否正常，与胃气是否充足旺盛有密切联系。

所以在治疗中，笔者认为只升发肝气是不够的。应该通过温中疗法，使胃气旺盛，而后才能有肝的升发之气，这样才符合《黄帝内经》"土生万物"的观点。如果仅仅从肝论治，临床疗效有可能不甚满意。

自然界中，地球的自转和公转产生了太阳的南北移动，这是不以人的意志为转移的，所以我们改变不了四季，改变不了热的降沉升浮。但对于人体而言，在气机升降沉浮的背后，在症状变化莫测的背后，只要以"胃气"为根本，不管是治疗疾病还是改变人体环境，都会取得事半功倍的效果。

那么如何才能以胃气为根本，干预身体的环境呢？首先要学会读懂身体的语言。人体生命有自己的运行规律，错误的干预可能会导致不良后果。因此，在能够读懂身体语言的基础上，去调整胃气，为人体供应丰富的营养，那么人体生命元气或者现代医学所谓的免疫力就可抵御邪气。

因此，笔者认为人体五行无论怎么对应，在临床中首要还是去抓胃气，但是现在还有多少医者重视胃气呢？或者只是口头上重视，在处方中胃气就没有那么重要的位置了。这就是疗效不好的原因，因为忘记了根本。

五行和胃气联系起来，才让我们清楚地知道，原来心、肝、肺、肾皆需胃气充养，才能功能正常。没有胃气，心、肝、脾、肺、肾五脏之气，木、火、土、金、水五行之气，均属死气。

因此，真正补肾的良方是补肾药中加入温中的药物，真正补肝血的方法是补血兼顾温中温阳。肺部有病，培土生金；心火不足，调理中气。这才和《黄帝内经》"土生万物"的思想吻合。

二、论气化气滞

"人以天地之气生，四时之法成"。气是贯穿《黄帝内经》全书的一个极其重要的概念。大有天气、地气、人气、四时之气，小有五脏六腑之气，微有经脉营卫之气，还有阴阳五行之气等等。

《素问·五常政大论》曰："气始而生化，气散而有形，气布而蕃育，气终而象变。"人体生命活动的玄妙之处归纳起来无非"气机"二字，人体生理、病理的玄妙之处归纳起来无非"气化"二字。笔者认为气机与气化正常与否，究其根源又无非"胃气"二字。

人体是一个完整的统一体，人体及各脏腑组织之间的气机升降，共处于升降出入的对立统一体中，共同完成整个机体的新陈代谢，保证生命活动的物质基础，即不断从外界摄取食物，并将这种物质通过气化作用，升清降浊，摄其精微而充养全身，同时又将代谢产物排出体外，以维持机体物质代谢和能量转换的动态平衡。脏腑气机升降运动的这种动态平衡是维持正常生命活动的关键。

简言之，气机是输送之机，气化是化生之机。气化活动自始至终伴随着气机的升降出入运动而有序进行，两者职责不同，但又相互依存，不可分割。

气机升降正常的情况下，气化功能也随之正常，人体水升火降，气机调达，健康无疾；当气机失调的情况下，气化功能也随之紊乱，出现气滞、气逆、气陷、气闭、气脱等症状。

有关气机升降出入的原理，笔者在"明升降"中已经进行了详细阐述，这里重点从气化与气滞的病理层面做些探讨。

"气化"一词本是中国古代哲学术语，指气的运动所产生的变化，亦指在气的推动下一种物质转化为另一种或多种物质的过程。古代哲学认为，天地万物都是气化的产物。《素问·至真要大论》曰："本乎天者，天之气也，本乎地者，地之气也，天地合气，六节分而万物化生矣。"《景岳全书》卷三十六言："是以天地间，阴阳变迁，运数治乱，凡神神奇奇，作用于杳冥莫测之乡者，无非气化之所为。"

就人体而言，气化是人体本身所发生的各种生化活动，人体五脏六腑各从其化，不得相失，如脾对营养物质的转化和吸收、心主血、肺调节水液、肝主疏泄、肾主水液代谢等均是气化的结果。《灵枢·脉度》云："五脏常内阅于上七窍也。故肺气通于鼻，肺和则鼻能知香臭矣；心气通于舌，心和则舌能知五味矣；肝气通于目，肝和则目能辨五色矣；脾气通于口，脾和则口能知五味矣；肾气通于耳，肾和则耳能闻五音矣。"再如《读素问钞》载："水土合化，上滋肺金，金气通肾，故调水道，转注下焦，膀胱禀化，以为溲矣。"强调了肺、脾、肾三脏在津液代谢中的作用。《素问·灵兰秘典论》亦言："膀胱者，州都之官，津液藏焉，气化则能出矣。"

从微观而言，精、气、血、津液等精微物质的化生和相互转化亦是气化的表现。《素问·阴阳应象大论》云："味归形，形归气；气归精，精归化……精化为气。"《灵枢·决气》曰："中焦受气取汁，变化而赤是谓血。"《灵枢·营卫生会》云："中焦亦并胃中，出上焦之后，此所受气者，泌糟粕，蒸津液，化其精微，上注于肺脉，乃化而为血。"这些都是人体正常的气化功能。

再如"先天之精"和"后天水谷之精"在气化过程中的具体体现：精化为气，包括先天之精化生元气和后天之精化生谷气，以及谷气分化为营卫二气；精化为髓，髓充骨，汇脑而化神；精与血同源互化等等。

《灵枢·营卫生会》又说："人受气于谷，谷入于胃，以传与肺，五脏六腑，皆以受气，其清者为营，浊者为卫。"意思是食物入脾胃后，经过气机升降转输和脾胃的转化后成为营卫之气，这也是气机、气化相互为用的典型写照。

中医学理论认为，气化正常为生理，气化异常为病理。其病理变化为，在气化过程中由于阳化与阴化的太过与不及和气机升降出入的异常而导致机体的病变。

在气化过程中，如果阳化太过，则功能亢进，出现热证；阳化不及，表现为功能低下，呈现出气弱不用，脏腑功能衰弱的病理变化，能量化生减弱，不能提供足够的能量来维持生理需要，表现出寒证、瘀证。

如果阴化太过，则精微物质化生太过，表现为形体肥胖，精血外溢，水饮内停等病理改变；阴化不及则精微物质化生不足，表现为形体消瘦、精血亏少、津亏液燥等病理现象。

而气化的失常也意味着人体气机升降的失常，其病因病机在临床中最常见的表现为气滞，即气的运行、流通受到阻滞。

气运行于全身，贵在流通舒畅，如情志不遂、心情抑郁、感受外邪、饮食失调，皆可致气行障碍、停滞不通的气滞证。

气滞证的临床表现以胀闷、疼痛为主，如气滞于脾则胃纳减少，胀满疼痛；气滞于肝则肝气横逆，胁痛易怒；气滞于肺则肺气不清，痰多喘咳；气滞于经络则该经络循行路线相关部位疼痛或运动障碍等等。

气滞过甚可致血瘀。血液的正常运行有赖于气的推动，若气行不畅无法行血，则血停而瘀生。《寿世保元》说："盖气者，血之帅也，气行则血行，气止则血止，气温则血滑，气寒则血凝，气有一息之不运，则血有一息之不行。"《血证论》亦说："气结则血凝。"气滞、血瘀互为因果，气滞导致血瘀，血瘀又加重气滞。

在治疗气滞病时，由于医家们大多认为心理情绪的紊乱是引起五脏气机功能运化紊乱，从而导致人体产生疾病和不健康因素的主要原因，因此在处方中也多用舒肝理气的方法。

但是在笔者看来，这种方法是治标不治本，因为没有抓住气滞证产生的根本原因，其根本还在"胃气"上。

《医门棒喝》云："升则赖脾气之左旋，降则赖胃气之右转。"脾胃在中焦，属土，为人后天之本，是人体赖以生存的"水谷之海"，为生气之源。更重要的是，脾胃是人体五脏六腑气机升降的枢纽。当胃气不畅，人体周身气机就会出现失调或者病变。故而，气虚、气滞等与胃气密不可分。

因此，保障气化的正常生理功能，首先要顾护胃气。在临床中，治疗气机病的时候，也要从胃气着手。

而影响胃气正常升降及气化的主要原因是中焦虚寒。任何食物、药物吃进去后，首先进入的是脾胃，脾胃属土，脾土、胃土只有在温热的状态下才能将受纳的食物、药物腐熟运化成人体需要的气血和疗病纠偏的物质。因此，胃气充足，才能推动气机运行，从而作用于人体表里。

再反过来看，如果寒凉的食物或药物进入到喜温热的脾胃中，两性相悖，自然产生克伐，使脾胃运化之机减弱。脾胃寒凉导致经脉血管紧束，血管一紧束，血行不畅，气行亦不畅。人体气机运行不良，中焦寒凉，导致上下两头沟通不利，便形成了气滞、血瘀。这就是为什么吃了清火药反而"火上浇油"的原因，因为伤害到了中焦气机。我们表面上看到的许多热的现象都是假象，不可以清热。清热会伤中焦，中焦气机不舒，周身气机则不畅，在肺则肺失肃降，肺气上逆，表现为咳嗽、气喘等；在胃则胃失和降，胃气上逆，表现为恶心、呕吐、嗳气、呃逆等；在肝则肝气上逆，表现为头痛、头胀、面红目赤、易怒等。

笔者认为气滞的根本原因大多是中焦虚寒、寒凝收引，寒阻滞了气机，产生了气滞。所以治疗此类疾病疏肝理气、行气是治标，需辅以温中温阳，方可治本。

《素问·六微旨大论》曰："死生之机，升降而已。"这句话看似简单，背后却隐藏着深邃的理论和逻辑，从气机的升降与气化，到气滞、气虚等病因病机的产生，层层粘连，互为表里，分无可分，合不胜合，一招不慎，便容易被带入岐途。直到明白了胃气之理，方才拨云见日，原来抓住胃气就抓住了气机，胃气就是土气，土只有温热才能化气，通过温中温阳，胃气一足，中焦气机枢纽即开，气载血行，正气布散、升降有序、气血和调，如此方为气机病的治本之法。

三、论气血

人的生命过程是人体内的气血不断生化、存储，又不断耗散、损毁的过程，当有一天，人体内气血的生化存储跟不上耗散损毁的速度时，人的生命就将逐渐终结，而在这个过程中，人体就会表现出各种疾病的症状。

《黄帝内经》认为中焦脾胃受纳的水谷精微之气，通过消化吸收上注于心，又经过心的气化作用，遂变为赤色的血液，流行于脉道之中，滋养着人的机体和生命。

郑钦安在《医理真传·气血盛衰篇》中说："人身虽云五脏六腑，总不外乎气血两字，学者如能在气血两字上留心讨究，可无俟他求矣。"《景岳全书·杂证谟·血证》中说："人有阴阳，即为血气。阳主气，故气全则神旺；阴主血，故血盛则形强。人生所赖，唯斯而已。"

气和血都是由饮食水谷所化，异名同源，若以阴阳而论，气属阳而生于阴，称为阳气；血属阴而生于阳，称为阴血。血以心为主，气以肺为司。气为血之帅，血为气之母。气无血不载，血无气不行。气帅血，血载气，气行则血行，气滞则血滞，血瘀气亦郁，血少气亦衰。气温则血行滑利，气寒则血行涩滞。气治血治，血足气充。气病血亦病，血脱气亦亡。气有一息之不运，血有一息之不行。总之气血两者，治则俱治，病则俱病，浑然一体，不可分隔。

那么在临床中怎样抓住气血？首先要想一想，气血从哪里来？气血是水谷所化，自然是从脾胃中而来，脾胃是气血生化之源。

脾胃如何能将饮食水谷生化为气血？笔者认为，脾胃属土，只有温热才能将饮食水谷化生为气血，寒凉则不能。

因此，脾胃受寒可引起气虚、血虚。气虚可因为脾胃寒凉，消化吸收之机减弱，气血生化不足，又耗散太过导致，主要表现有精神倦怠、四肢无力、易眩晕、自汗、感冒等。血虚是体内阴血亏损的病理现象，同样可因脾胃寒凉，消化吸收之机减弱，气血生化不足而致，如果再有失血、久病等症状，无疑是雪上加霜。血虚者面色苍白，唇、舌、指甲颜色暗淡，常表现为头晕心悸、形体消瘦、双目干涩、乏力没精神、嗜睡、脱发、记忆力减退等。笔者认为血虚常常是消瘦的真正原因，而消瘦则是判断一个人血虚最明显的表征。人之所以瘦，是因为血虚。

当出现这些情况时，很多医家从补气血着手。处方中有大量的阿胶、熟地、党参、黄芪，或四物汤、四君子汤等。但对于一个脾胃虚弱的人来说，这样根本补不上来，因为脾胃虚弱，没有足够的能力将这些补气血的药物化生成气血。所以很多人吃了补气血的党参、黄芪、阿胶、熟地后，开始的时候有点效果，脸色红润，微微精神，但吃过一个月或两个月后，舌苔开始变厚、吃不下东西、腹胀。这是因为没有加入健脾胃的药物。

笔者治疗过一个小孩，两岁零九个月，得了贫血，父母带着他全国各地找医院、找医生，花光了家里所有的积蓄，也没有把孩子的贫血治好。

医者都有济世之心，得知这个情况后，笔者让患者的妈妈通过微信把患者舌苔和气色的图片及病情总结发了过来。患者舌苔水滑，这是因为他津液较多，另外脸色青灰、眼窝发青，青筋暴露，最关键的是，他的妈妈做病情描述的时候说："孩子吃啥都拉稀，拉绿屎，不消化。"这一句话就让笔者找到了孩子贫血的病因，两岁零九个月的孩子吃啥都拉稀、拉绿屎、消化吸收不好，这是明显的脾胃虚弱，久而久之导致气血不足，贫血只是一个症状表现罢了。气血需由胃气生化，患者的症状虽然表现为贫血，但治疗的方向一下就指向了脾胃，指向中焦中气不足、正气不足！

笔者告诉她去找一种药——婴儿健脾散，再用 126 克的小蜜丸——桂附理中丸 30 粒或者 20 粒与生姜、葱白、大枣、红糖一起煮水，用来冲服婴儿健脾散。

这样吃了 3 个月，患者的脸色变得红润，气色变好，人也精神了。孩子的妈妈说："我们孩子现在拉的是黄金便。"这说明孩子的消化吸收好了，他贫血的状况随之好转，3 个月的药，仅花了两三百元。

所以，对于贫血的患者，不管是地中海式贫血，还是缺铁性贫血，或者其他类型的贫血，都要看贫血的原因是怎么形成的，当知道这个过程的时候，才知道怎么去应对。

一些得了白血病的患者首先想到的是换骨髓，因为骨髓的造血功能有问题，才会有血液病。白血病是怎么来的？笔者认为与脾胃有很大关系，一个人的脾胃不好，消化吸收不好，气血不足，加之寒、凉、瘀等致病因素，导致骨髓生血功能不足。

中医认为脾胃是气血生化之源，由胃气运化的水谷精微运行到肝，化生为肝经的气血，能主疏泄；运行到肺，化生为肺经的气血，能主气、司呼吸、调百脉、通调水道；运行到肾，化生为肾气，能主骨生髓、养脑，同时也能主收藏；作用于胞宫，月经正常，人体可孕育胎儿……所以补气血的着力点应该在中焦脾胃上，而脾胃属土，土生万物，但是土寒不生，因此首先让脾胃温起来、热起来，才是在治疗中产生疗效的根本。

四、论肺气

《黄帝内经》曰："诸气者，皆属于肺。""肺者，气之本。"《四圣心源》曰："气统于肺，凡脏腑经络之气，皆肺气之所宣布也。"肺有两大功能，宣发和肃降。宣发是指肺气向上升和向外周布散的作用，可以排出体内的浊气，同时可以将脾转输的津液和水谷精微布散全身，滋养皮毛。肃降是指气上升到心时，在肺的作用下引气机向下行，同时在肃降的过程中抑制肝气过度升发，推动二便排泄。

因此，肺气在气机升降中占有重要位置。如果肺的宣降功能异常，就会发生肺气上逆，多表现为咳喘、胸闷等。同时还会使水液不能下输于膀胱，而出现痰饮、小便不利、尿少、水肿等水液障碍。

因肺开窍于鼻，外合皮毛，所以人体在受凉之后就会打喷嚏、流鼻涕，实际上就是肺气被侵的一种表现。若肺气虚弱不能宣发，会出现皮肤憔悴、毛发脱落的现象，且抗病能力弱，容易感冒。

又因肺朝百脉，所以如果肺气失调，还会引起心血的运行不利，多表现为心悸、胸闷、唇甲青紫等。

若肺气衰弱会导致很多疾病，比如气胸、肺结核等。气胸是指气体进入胸膜腔，造成积气状态。多因肺部疾病或外力影响使肺组织和脏层胸膜破裂，或靠近肺表面的细微气泡破裂，肺和支气管内空气逸入胸膜腔。简言之，人体的胸膜腔在健康的情况下是不存在气体的，如果气体进入胸膜腔，就成为气胸。在正常情况下，胸腔是处于负压状态的，这样才能对肺产生牵引作用，利于呼吸，一旦气胸，会使胸腔变为正压，从而对肺产生压迫，使肺的容积变小，进而导致呼吸的气体急剧减少，血液中含氧量也迅速降低。同时，胸腔正压还会对心脏产生压迫，影响心脏的正常功能活动。

笔者诊治的患者里，有一位正在读高中的十七八岁的孩子得了气胸，坐着的时候喘不上气来，脸色青灰，白眼球多，黑眼球少。在来笔者这里之前他做了手术，将管子从左侧胸上插进去向外引流。这是西医治疗气胸的方法，虽然见效快，引流完毕后就可以正常呼吸，但是里面的气无法通过引流完全排干净，总是会剩余一些气体，于是后期便通过服用消炎药让其慢慢吸收。

这名患者此前的治疗过程就是这样的，结果3个月后，患者又喘不上来气，于是又去医院引流，如此反复3次，无法治愈。家人愁云满面，各大医院也无其他方法可施，最后来到笔者这里。

笔者按其脉象弦紧、洪大、有力，为牢坚之脉，《伤寒论·平脉法》中说："寒则牢坚，数则心烦。"当人体气机被寒邪所阻时，正气要奋起抗寒，所以脉象会呈现出洪大、弦紧、有力，此为正邪交争之象，故笔者认为，该患者的气胸是寒邪所致。

再从病变位置上进行分析，气胸的病变在肺，其因在于肺气不足，金气不足，金无所主，换句话说：肺没有能力去管理自己的地界了，怎么办？强肺气。怎么强？肺气靠脾胃滋养，所以培土生金，即补脾益肺，这就是土生万物的具体体现。

中焦属土，土只有温热才能生化肺气，所以笔者给他用了90克附子、90克干姜、30克肉桂、30克炙甘草，再加上生姜、白术……皆为温阳健脾之药，但是没有使用党参，因党参有滋阴的作用，不能过早使用。

按照笔者的方子，患者服用了1周之后，病情减轻，呼吸不那么费劲了，吃完3周之后，病情大大减轻，这时再看患者的舌苔，真寒显现，胖大、水滑、有齿痕，这说明虚火下去了，中焦虚寒的症状就显现了。该患者一直坚持服用了 105 剂，没有变方，没有变药，一方到底，患者痊愈，从此没有再犯（其实该患者在服用到第 63 剂的时候，他的气胸就快痊愈了，但是身体一好转，这名患者开始与朋友聚会，喝啤酒、饮料，使胜利果实毁其过半）。

所以，肺气病也应考虑从中焦论治，只有胃气足，肺气才足，肺气足才能使肺发挥宣发肃降的功能，反之就会引发各种肺气病变。

以前笔者听一位中医老先生说，其曾治疗过一名特殊的肺结核患者，24 岁，孕妇。患者的要求是，既要治好病，又得保住孩子。老先生沉思片刻，开了方子，用了两三百克附子，又加干姜、炙甘草、肉桂等，让患者吃了 6 个月。最后患者十月怀胎，一朝分娩，母子俱健，肺结核也治好了。

由此可见，培土生金，从中焦上做文章，让胃气充足起来，充养肺金，肺气病才能治愈。《黄帝内经》云"土生万物"，此言不虚。

五、论肝血

肝是人体贮藏血液和调节血量的重要脏器组织。《素问·灵兰秘典论》曰："肝者，将军之官，谋虑出焉。"人的聪明才智能不能发挥出来，要看自身的肝气、肝血足不足。如果肝血足、肝气足，人做事就会踏实、稳重；如果肝血虚，人就容易动怒、烦躁。

中医理论认为"肝藏血""主疏泄"。当人体处于相对安静的状态时，部分血液流回肝而藏之；当人体处于活动状态时，则血运送至全身，以供养各组织器官，使"目受血而能视，足受血而能步，掌受血而能握，指受血而能摄"，故有"人卧血归于肝"以及"肝藏血，心行之，人动则血运于诸经，人静血归于肝脏"之说。因此，人们认为肝是血的"仓库"，肝里面所藏的血，即是肝血。

肝血对于人体的作用，相当于汽油对于汽车的作用，若肝藏血功能失调，则血液逆流外溢，会出现呕血、衄血、月经过多、崩漏等出血性疾病，同时肝血有滋养肝脏本身的作用，即肝脏要发挥正常生理功能，其自身需要有充足的血液滋养。因此，肝血失调均以亏损为其特点，在中医理论中称之为肝血亏虚或肝血不足，是指以血液亏损，导致身体失于濡养为主要表现的证候。

当肝血亏虚时就会导致很多问题出现。比如肝开窍于目，所以当肝血亏虚的时候，双目得不到滋养，就会出现眼花、视力模糊；肝主筋，如果肝血不足，则筋脉失养，就会出现手足麻木，甚至手足震颤；当肝血不能濡养头面时，嘴唇、脸色就不好看，甚至还会出现耳鸣、头晕；肝脉与冲脉相连，冲为血海，主月经，故肝血不足，冲任受损，女子出现月经不调，量少色淡，甚者经闭；肝肾同源，若肝血不足，还会影响到肾精亏虚，形成肝肾精血两亏；如果肝血虚的问题长期得不到解决，还会影响到心，出现失眠、心悸等症状。

肝血还有一个重要作用，即化生和濡养肝气。肝气是指肝的功能。在正常生理状态下，肝气具有疏通、条达的特性，因此肝不仅仅"主藏血"，还"主疏泄"，这一功能主要体现在以下几个方面。

（1）疏通气机：气机即气的升降出入运动。机体的脏腑、经络、器官等活动，全赖于气的升降出入运动。而肝的生理特点又是主升，所以这对于气机的疏通、畅达、升发无疑是一个重要的因素。因此，肝的疏泄功能是否正常，对于气的升降出入之间的平衡协调起着调节的作用。肝的疏泄功能正常，则气机调畅，升降适宜，气血和调，经络通利，脏腑器官功能正常。如果肝的疏泄功能异常，则可出现两个方面的病理现象：一是肝的疏泄功能减退，即肝失疏泄，则气机不畅，肝气郁结，出现胸胁、两乳或少腹等局部的胀痛不适。若"木不疏土"还可出现肝胃（脾）不和等证，可见食欲不振、脘腹痞满等脾胃功能失常之症状。因气行则血行，气滞则血瘀，故还可引起癥积、痞块，在女子则可出现经行不畅，痛经、闭经等。此外，气机郁结，还会导致津液输布代谢障碍，引起水湿停留或痰浊内阻，出现鼓胀或痰核等。二是升发太过，气的下降不及，则肝气上逆，出现头目胀痛、面红目赤、烦躁易怒等。若气升太过，则血随气逆，可导致吐血、咯血等血从上溢的症状，甚则可出现猝然昏不知人的"气厥"证候。若肝气横逆，"木旺克土"，则出现脾胃功能失常之食欲不振、脘腹痞满、疼痛、嗳气吞酸、大便异常等症。

（2）影响情志：肝性如木，喜条达舒畅，恶抑郁，忌精神刺激。《素问·举痛论》所说的"百病生于气也"，就是针对情志所伤影响气机的调畅而言的。故肝疏泄正常则气机调畅，气血和调，人的精神愉快，心情舒畅。若肝失疏泄则肝不舒，气机不畅，精神抑郁，出现郁闷不乐，抑郁难解；或开泄太过，阳气升腾而上，则出现心烦易怒等。反之过度的精神刺激，又常常是导致肝失疏泄的重要原因。所以有"怒伤肝"及"肝喜条达而恶抑郁"的论述。

（3）疏泄胆汁：肝与胆相表里，有经络联系。中医认为，胆汁的形成是借肝之余气，溢入于胆，积聚而成，所以肝的疏泄功能也表现于胆汁的分泌和排泄上。若肝失疏泄，胆道不利，则影响胆汁的正常分泌与排泄，出现胁痛、食少、口苦、呕吐黄水等症，甚至出现黄疸等疾病。

通过上述"肝藏血""主疏泄"的功能和表现，可知肝血足，则肝气畅达、调和、充足；肝血虚，肝气就会郁滞、虚弱，影响到正常疏泄。但在临床治疗中，不能仅停留在肝血的功能和概念中，要进一步想一想治疗的靶心在哪里？

肝的生理功能是"肝藏血"，即肝是藏血的，不是生血的。那么，血从何处生？从脾胃中化生。因此，当出现肝胆病的时候，如果肝胆本身没有问题，就有可能是气血出了问题。若一个人月经量少、眼睛干涩、贫血等，要想调肝血可从脾胃论治。

比如把手举起来停住 10 分钟、20 分钟，会感觉到手累、手酸，这时用手端东西或者倒杯水，会出现手抖，那么这时是手有病了吗？如果说没病，为什么抖？这当然不是手出了问题，是气血出了问题，手作为一个表达器官告诉你，这是手部的气血供应不足，出现了气血亏。而由于心脏供气、供血不足可出现房颤、心律不齐。因此，心脏节律不齐不仅是心脏出了问题，气血也出了问题。同样，肝脏的分解代谢差了，造成人的血脂高，这时仅是肝脏有了问题吗？笔者认为原因仍然在气血上。因此郑钦安说："五脏六腑皆是虚位，二气流行方是真机。"《金匮要略》开篇也说："夫治未病者，见肝之病，知肝传脾，当先实脾。"古人很聪明，提供了肝胆病可以从脾上论治的思路。

六、论表里

在《中医诊断学》里，表里是指辨别疾病病位内外和病势深浅的纲领。并以"二分法"的方式将人体分为体表为表，体内为里；六腑为表，五脏为里；经络为表，脏腑为里等等。并进一步指出身体的皮毛、肌腠、经络为外，这些部位受邪，属于表证；脏腑、气血、骨髓为内，这些部位发病，属于里证。

书中同时列举出表里之证各自不同的临床表现和症候分析，但是对于如何表里辨证仅是一带而过，"表证病浅而轻，里证病深而重。表邪入里为病进，里邪出表为病退。了解病的轻重进退，就能掌握疾病的演变规律，取得治疗上的主动权，采取适当的治疗措施"。

这个表述在逻辑上是没有问题的，但对于学习者而言，除了记住一些概念之外，仍然不知道如何通过表里去察症断病，其原因在于，虽然认识了表里的结构和层次问题，但是并没有明白表里之理。

从医理上而言，看表里要看到表里本是一体。

《伤寒论》第12条中写道："太阳病，阳浮而阴弱。阳浮者，热自发；阴弱者，汗自出。啬啬恶寒，淅淅恶风，翕翕发热，鼻鸣干呕者，桂枝汤主之。"

我们看这些症状，"啬啬恶寒，淅淅恶风，翕翕发热"，这是身上微微怕冷的一种感觉，"鼻鸣干呕"是气机上逆的表现。当体表感受了风寒邪气之后，正气出表抗邪，里气亏虚，这时里气不和，下降的功能减弱，气逆往上来，人就表现为干呕。

这种情况在临床中会经常出现，很多人感冒发热时不爱吃饭，其原因就是此时体内的正气要出表抗邪，致使气消化吸收功能减弱，人就不愿意吃饭。因此，在临床中医生们要求的忌口，不是专指忌辛辣的食物，而是包括忌难消化的食物，因其难消化，这些食物进入人体后，正气就得撤回来消化它，出表抗邪的能力变差了，于是就会出现重复感冒。所以感冒、发热这些表证出现的时候，医生会告诉你饮食要清淡，目的是为了顾护胃气。

反过来说，当人损伤了里气的时候也会出现表证。最明显的是小孩子，比如逢年过节时，家里的大人都回来了，见到家里的小孩都比较亲，这个人往宝宝嘴里喂点东西，那个人往宝宝嘴里喂点东西，结果把孩子喂撑了，积食了，加之贪凉饮冷易伤胃气。胃气一伤，里气即伤，则表气不利。所以过完节后好多孩子就开始生病，一种症状是腹胀腹泻，一种症状是感冒发热，基本都是这个规律。

所以，贪凉饮冷，伤中败胃，会伤着里气，致里气不和，导致表气不利，防御功能减弱，邪气易入侵，这个时候人就容易感冒。因此，在治疗外感时，饮食上一定要记住忌口，忌口比吃药还重要。所以治疗外感高热时很多的失败不是用药的失败，不是诊断思路的失败，而是因为患者没有严格忌口，没有顾护到身体的整体变化所导致。

七、论上火下寒

上火下寒，即上热下寒，指机体同时出现上部热象和下部寒象。上有热，则会出现头疼、眼睛红肿、咳嗽黄痰、咽喉痛、牙龈肿痛等；下有寒，则会出现肚子怕凉、畏寒怕冷、手脚冰凉、腹泻等。

那么，是什么原因引起的上火下寒呢？这个非常重要。只有明白了什么原因引起的，才能有很好的治疗方案。

现代人多嗜食寒凉，当寒凉的食物进入人体后，人体的脾胃中焦受到寒凉，寒主收引，中焦血管收缩，经脉紧束，于是上下交通不利，水不得升，火不得降。水不升则下寒，火不降则上热，于是上火下寒的格局形成。因此，中焦受寒，上下交通不利，可致上火下寒。

自然界的状况就是如此，天气很热，热到一定程度的时候就会下雨，就是因为热可以使在下的水汽蒸腾气化，"地气上升为云，天气下降为雨"。中下是水土之居所，喜热，有热，才有蒸腾气化，蒸腾气化才能生生不息。

火会不会独居于上？不会。人体的气机循环不息，会自我修复，自我平复，自我调整。如果火在上太热，会调节水上升，灭火。而水不能上升灭火，可能是因为动力不足，不能升提中下焦的水所致。由此可见，上火下寒可由阳虚导致。

对于上火下寒的治疗，临床上最常见的方法有三种：第一，滋阴降火，清热解毒；第二，寒热并用；第三，温中温下，使水升火降，气机升降正常。

通过以上分析，您认为哪种治疗方法最为恰当呢？

现在很多医家一看到患者有火热之证就清火，殊不知，越清火，身体越寒，经脉血管越紧束，气机郁滞也就越重，水愈不升、火愈不降。而且即使暂时清除上焦火，也会留下后患，给身体种下祸根，多年之后，会转换成其他的病，患者不知，医师不明。

因此，若有咽喉痛、咳黄痰、舌红口干等火热症状的，应先问自己，是否曾进食寒凉之品，如冰棍、雪糕、冷饮、冰啤酒等等。相信绝大多数人都吃过。这些冰凉之物进入脾胃之后，使人体中焦受寒，气机阻滞，导致水不升、火不降，下焦有寒、上焦有热。

因此，如遇火热之证，未加深入分析，即以寒凉之药攻之，恐极易误治。且寒凉药物会削弱人体阳气，损伤生之根本，影响药物吸收以及人体康复。

有些古代医家寒热并用，清上焦火的同时祛下焦寒，遵循仲景之理，用半夏泻心汤、附子泻心汤等。当其应用温热药时，又恐过热，故佐以凉血、滋阴之品，以期寒热并调。然如若用药剂量把握不当，容易出现反复上火的现象。笔者也曾这样用过，效果不尽如人意。现在想来，是因当时不明理，否则必然会有更好的应对措施。寒热并用的方法难在把握尺度，寒多少、热多少、寒热的比例、服用的剂量等，这些都是非常难把握的。

那么，纯温中温热的药物，比如桂附理中汤、大回阳饮等能不能治疗上火下寒证？笔者认为是可以的，且临床用之确实有效。中焦是沟通上下气机的枢纽，用温中法治疗，不伤中焦，且可条达中焦气机，使水升火降。同时利于药物及饮食物吸收，充养人体正气以驱邪气，促进机体康复。但如若使用时不注意忌口，或用药剂量过小，也可能会导致上火等一时的排病反应。许多医生解决不了这些问题，就认为这种方法疗效差。如果对"扶阳中土论"进行学习，就可以解决这些问题，大家可以放心使用温中温热的药物解决寒热错杂的问题。

综上所述，上火下寒虽然有各种不同的症状表现，但只要能抓准它的病因病机，问题就可迎刃而解。中医来自于生活，中医的很多方法都是生活中的常理，只要我们善于思考，一定会悟透中医，一定会对中医里的各种理法运用自如，一定会在临床中达到良好的治疗效果。

八、论脑髓

《灵枢·海论》曰："脑为髓之海。"《灵枢·经脉》曰："人始生，先成精，精成而脑髓生。"《素问·阴阳应象大论》曰："肾生骨髓。"

可见，髓由肾精所化生。髓由于聚集的部位不同，可以分为骨髓、脊髓和脑髓，骨、脊、脑都是由骨骼构成的腔体，其髓互通。因此，髓与脑关系密切。诸髓汇聚于脑，皆为脑所主，脑为诸髓活动的基础。脑、髓与骨、脉、胆、女子胞等，同为人体的奇恒之腑，既有别于五脏，又异于六腑，在功能上似脏，在形态上似腑，似脏非脏，似腑非腑，具有贮藏阴精的功能。因此，对于脑髓的认识，关乎许多疾病的治疗和认识，比如老年痴呆症、脑血管病、智力障碍等等。

通过上述《黄帝内经》中的三句话也可以看出，论述脑髓就离不开对肾精的论述，脑髓由肾精化生，那么精又是什么？从哪里来的？如何形成的？

《灵枢·决气》曰："两神相搏，合而成形，常先身生，是谓精。"可见不仅仅髓是精，男人的精子，女人的卵子等都是精。

我们从一个受精卵开始，也是从父母的一点精血开始，叫做一点阳气。在母亲的腹中，每天一点一点地吸取母亲的阴血。母亲的血需后天的水谷精微充养，母亲把营养供给胎儿，胎儿就长出五脏六腑、四肢、脑髓，直至成形。

等出生之后，胎儿需要喝妈妈的乳汁，又称为白血，也是血化生的。就这样，小孩子每天吃呀吃，先吃奶，后吃粮，一直吃到女子二七（14岁）、男子二八（16岁）的时候，自身也开始有精产生，男人产生男人的精，女人产生女人的精，这就是精的产生过程。

人类的繁衍，靠的就是这一点点的肾精，这是人体中最精华的部分，所谓肾主封藏，指的就是这点精华不能轻易拿出来，不能轻易地被消耗掉，当要拿出来的时候，一定是要去创造一个生命的时候。苍蝇在雌雄交配以后，雄性苍蝇就死掉了，蜘蛛也是如此，它们是拿全身的精华去创造这个生命。人也如此，父母给予我们生命的精华就是肾精，相当于一颗种子，所有的生命潜力都在这个肾精里面，所以得节约，得省着用。

脑是人体中最大的骨骼腔体，精髓同源，也就意味着脑髓是聚精最多的地方。脑髓和脊柱里的骨髓是连通的，又共同连通着我们的肾精。

因为精髓的成分是一样的，当精没有那么多时，只能通过气血营养化生，胃气不足，气血营养不能及时足量供应的时候，就会"盗用"其他脏腑器官的营养供给，导致其他器官的营养不足，功能减退，如果还是亏虚，就会从骨髓里面调，从脑髓里面调，当脑髓被调用过多时，记忆力就开始衰退了。

为保养肾精，古人根据男子的身体状况制订出了严格的房事周期，30 岁之前 1 周 1 次；30 岁到 40 岁，4 周 1 次；40 岁到 50 岁 1 个月 1 次；50 岁到 60 岁，应该是 2 个月到 3 个月 1 次；60 岁以后最好就不要有房事了。因为肾精要用来充养身体，五脏六腑、骨骼等都需要肾精来充养。

但是现在有很多人，尤其是年轻人不知道节欲，不管是男人还是女人，长期纵欲，导致很多疾病逐渐年轻化。

肾精的过度消耗还会引发各种智力病变，脑为"髓海"，是"精明之府"，与人体的智力活动相关，脑髓是否充足，关系到人的智力水平，所以先天不足的小孩儿多有智力障碍，老年人的常见疾病老年性痴呆症也是由于肾精亏虚，髓海不足，脑失所养而致。所以《灵枢·海论》说："髓海有余，则轻劲多力，自过其度；髓海不足，则脑转耳鸣，胫酸眩冒，目无所见，懈怠安卧。"由此可见，肾的功能关系到人体的智力，肾虚会导致智力障碍。所以很多人认为补肾可以益智。其实不是这样，上面讲了，刚出生的小孩每天做的事情就是吃呀吃，一直吃到有精产生。精又分先天之精与后天之精，先天之精从父母那里得来，后天之精则由水谷所化，精髓同源，因此脑髓就是每天吃的饮食物，经过脾胃消化吸收转化成水谷精微，其中积蓄起来的部分转化成了脑髓，换言之，脑髓也需胃气滋养。

因此，人没出生之前是靠父母之精气，靠肾精元气来滋养，但人出生之后，要靠脾胃之气来滋养。元代李东垣指出："真气又名元气，乃先身之精气也，非胃气不能滋之。"明代张景岳说："人之始生，本乎精血之源，人之既生，由乎水谷之养。非精血无以立形体之基，非水谷无以成形体之壮，精血之司在命门，水谷之司在脾胃，故命门得先天之气，脾胃得后天之气。是以水谷之海，本赖先天为之主，而精血之海又必赖后天为之资。"所以，真正让精和髓生长发育的是脾胃之气。脾胃属土，土只有温热才能化气，才能化生肾精、化生脑髓。因此治疗脑供血不足、老年痴呆症、脑血管疾病、精神神智疾病时，可以从温中温阳的角度考虑，使胃气旺起来，胃气旺则精气足、脑髓充。

九、论汗吐下

在探讨汗吐下之前，我们先来学习《素问·上古天真论》中的一段经文："夫上古圣人之教下也，皆谓之虚邪贼风，避之有时，恬惔虚无，真气从之，精神内守，病安从来。是以志闲而少欲，心安而不惧，形劳而不倦，气从以顺，各从其欲，皆得所愿。故美其食，任其服，乐其俗，高下不相慕，其民故曰朴。是以嗜欲不能劳其目，淫邪不能惑其心，愚智贤不肖，不惧于物，故合于道。所以能年皆度百岁而动作不衰者，以其德全不危也。"

这一段可以说是养生、长寿、治未病之大法，是养生的最高境界，其中"气从以顺，各从其欲，皆得所愿"是中医治疗上的最高目标。气从以顺——是指让人体的正气顺畅条达；各从其欲——是指人体想干啥，就顺从它、帮助它去干啥；皆得所愿——最终机体愿望都能够得到满足。当正气的愿望想修复身体的时候，就让它去修复；当正气的愿望想调整身体恢复阴阳平衡的时候，就让它去调整，这样人健康的愿望才能实现，因为顺应了正气的愿望。

在明白以上这个前提下，就可以正确理解中医八法中的汗法真谛。

汗法是通过开泄腠理、调和营卫、发汗祛邪，以解除表邪的治法，故又称解表法。《素问·阴阳应象大论》曰："其在皮者，汗而发之。"此为汗法应用原则及理论根据。根据此句的经旨，病邪在表皮，应发汗祛邪。《黄帝内经》中讲的"汗而发之"，是指人体"阴阳合"而汗出邪退，后世之人根据自己的理解，推衍出发汗解表的治法，沿用至今。

　　人为什么要出汗？正气为什么要让人体出汗？正气想干什么？回答了这些问题，才能明白"气从以顺，各从其欲，皆得所愿"，才有顺应正气而为的治疗方案。

　　发汗是为了祛除寒邪，那么出汗也是身体正气在祛除寒邪。无形的寒邪进入体内，必然借助于有形的东西出来，所以身体正气用汗出的方法祛除身体的邪气。这样理解，才能够真正地理解汗法与出汗的意义。这样对于发汗解表就会有几种考虑，年轻体壮的、正气足的人，可以考虑发汗解表，采用祛邪外出的方法，但是这个时候要注意，这种方法有伤正的副作用，所以对于年老体弱、正气不足的人在发汗解表的同时，要顾护正气。当正气足了，自然"阴阳和合"，汗出而解。

　　从发病的角度来看，虽然邪气是发病的条件，但是正气虚，才是发病的决定性因素，正所谓"正气存内，邪不可干"。当身体吃了寒凉的饮食物或者误入毒素后，身体有能力的时候，就会从下边排除，表现为腹泻。当没有能力，没有力气从下边排除时，就会引起胃气上逆，从上边排除，其表现为吐。如果认为汗吐下都是病，强行进行制止，就会违逆正气的运行，给身体带来无穷的危害。这样衡量之后，才能正确地运用汗法。而对于经常出汗的人，也不能止汗，应该顺应正气的意思，温中扶正即可。

　　腹泻也是一样，观察生活可以发现，当我们吃了寒凉饮食物的时候，好多人都会肚子痛，腹泻，泻后就会很轻松，大部分人也不用吃什么药物进行干预，自己就调整好了，这就是正气祛邪的典型表现。寒凉饮食物进入身体，造成寒凝血瘀，气滞不通，危害身体，此时身体会进行自救，于是寒凉从大便中排出，所以人会腹泻。观察生活，自己亲自体验就知道了。《伤寒论》278 条讲："太阴……至七八日，虽暴烦下利，日十余行，必自止，以脾家实，腐秽当去故也。"

当然，如果腹泻次数很多并出现乏力、疲劳、没精神，那可能就是变证了，需要服用药物治疗，不可以轻视。

关于呕吐，好多人暴饮暴食，又有脾胃虚弱等症状，不能及时将饮食物通降下去，气机阻滞，极为难受，不能降就会上逆，于是呕吐，吐完就轻松了，之后饮食清淡，养几天就好了，这就是医书上说的"夺其食则愈"，都是肠胃功能减弱所致。好多儿童经常感冒发热，退热之后，仍有咳嗽纳差，反复多日不愈，这是由于过用寒凉清肺之药，伤脾败胃，中焦虚寒，痰停饮停，久久不愈。若某一天正气来复，或者咳嗽不止，痰涎不断，或是呕吐大量清冷黏液，疾病才会完全康复，从此咳嗽止，人精神。这就是通过呕吐把寒湿邪气排出，从而正气复原。

因此，汗吐下都是身体自我修复的表现。我们应该顺应人体的正气，即"气从以顺，各从其欲，皆得所愿"。

十、论协和营卫

关于协和营卫这个概念，我们学习《伤寒论》的时候就接触到了，桂枝汤的方歌中说："桂枝汤芍草姜枣，协和营卫解肌表。"其意为，桂枝、生姜、炙甘草可以辛甘化阳，以调周身之阳气；芍药、大枣、炙甘草，可以酸甘化阴，以调周身之阴液。从而达到阴阳合化，营卫协调，故恶风、汗出可愈，各种兼症亦随即消失。所以，一般认为调和阴阳就是协和营卫。

这种解释笔者背诵得很熟，但是真正在临床上运用的时候，仍然是思路不清晰，用的时候还是不能确切地调和阴阳、调和营卫，总是感觉没有把调和营卫、协和营卫这个概念真正吃透，所以不能运用自如。

随着笔者对中医学习和认识的深入，对调和营卫、协和营卫也有了更深刻的认识。

首先看一看什么是营卫？也就是营气是什么？卫气是什么？如果不知道营气、卫气是什么，怎么去调和营卫。

"营卫"一词在《黄帝内经》全书中共见 20 次，指营气与卫气。下面再看看《黄帝内经》对营卫的解读。

《灵枢·营卫生会》曰："人受气于谷，谷入于胃，以传于肺，五脏六腑皆以受气。其清者为营（气），浊者为卫。营（气）在脉中，卫在脉外。""中焦亦并胃中，出上焦之后，此所受气者，泌糟粕，蒸津液，化其精微，上注于肺脉，乃化而为血，以奉生身，莫贵于此。故独得行于经隧，命曰营气。""营卫者，精气也，血者，神气也，故血之与气，异名同类焉。故夺血者无汗，夺汗者无血，故人生有两死而无两生。"

《灵枢·邪客》曰："营气者，泌其津液，注之于脉，化以为血，以荣四末，内注五脏六腑，以应刻数焉。"

《灵枢·营气》曰："营气之道，纳谷为宝，谷入于胃，乃传之肺。"

《灵枢·经脉》曰："故卫气已平，营气乃满，而经脉大盛。"

《灵枢·本神》曰："凡刺之法，必先本于神，血脉、营气、精神，此五脏之所藏也。"

《灵枢·卫气》曰："六腑者，所以受水谷而行化物者也。其气内于五脏，而外络肢节，其浮气之不循经者为卫气。其精气之行于经者为营气。"

《灵枢·本脏》曰："卫气者，所以温分肉，充皮肤，肥腠理，司开阖者也。"

《素问·痹论》曰："荣（气）者，水谷之精气也。和调于五脏，洒陈于六腑，乃能入于脉也。故循脉上下，贯五脏，络六腑也。卫（气）者，水谷之悍气也。其气慓疾滑利，不能入于脉也。故循皮肤之中，分肉之间，熏于肓膜，散于胸腹。"

《素问·生气通天论》曰："失之则内闭九窍，外壅肌肉，卫气解散，此谓自伤。"

除《黄帝内经》外，历代医家对营卫也均有论述。黄元御在《四圣心源》中说："水谷入胃，化生气血，气之剽悍者，行于脉外，命之曰卫，血之精专者，行于脉中，命之曰营。"李经纬、邓铁涛在《中医大辞典》中对营卫的解释是："营卫即营气和卫气的合称。两气同出一源，皆水谷精气所化生。营行脉中，具有营养周身作用；卫行脉外，具有捍卫躯体的功能。"

当把上述文献归结在一起来看时，我们才看出营卫的端倪，原来营卫之气乃是水谷之气所化，需由胃气运化产生，所以调和胃气，才是真正地调和营卫之气！调和气血，才是真正地调和营卫之气！

十一、论阴虚

何谓阴虚？指阴液不足，不能滋润，不能制阳的证候。多见低热、手足心热、午后潮热、盗汗、口燥咽干、心烦失眠、头晕耳鸣、舌红少苔、脉细数无力等症，治以滋阴为主。若阴虚火旺者，宜养阴清热。

这是我们对于阴虚的认识。遇到以上症状，我们会判定为阴虚或是阴虚火旺，然后给以滋阴降火之药，一部分有效果，也有的没有效果，或是暂时有效，之后复发，百治不愈。比如慢性咽炎、复发性口腔溃疡等疾病，易复发，经久不愈，从阴虚论治时效果不甚满意。

那么阴虚到底是什么？人体什么亏虚才会引起阴虚？是津液不足吗？人体的津液又是什么？《灵枢·决气》说："腠理发泄，汗出溱溱，是谓津。""谷入气满，淖泽注于骨，骨属屈伸，泄泽补益脑髓，皮肤润泽，是谓液。"从这两句论述来看，"谷入"后，"气满"，然后才有"淖泽注于骨……"，这个过程就是水谷进入脾胃后，经过脾胃运化转化为气血精津液。

《素问·六节藏象论》曰："五味入口，藏于肠胃，味有所藏，以养五气，气和而生，津液相成，神乃自生。"这一节也明确指出"五味入口"，才能"津液相成"，可见津液就是由胃气所化五味产生的。

通过以上论述，我们知道，中医所说的阴虚，津液不足，可因脾胃运化五味的能力不足而引起。

人体的脾胃具备土的特性，只有温热才能生生化化，寒凉则反之。而现代人过量摄入冰镇啤酒、饮料、矿泉水，冰棍雪糕，冰镇西瓜等，过度消耗脾胃之气，使脾土胃土过度寒凉，导致消化吸收受到抑制，长年累月便会引起人体气血阴阳失调，出现阴虚或阳虚症状。

综上，阴虚可由运化水谷不足所致。那么如何治疗呢？应以温中强胃气为主，胃气就是土气，土只有温热才能化气，寒凉不能化气。所以要想让人的胃气足，那就必须让我们的脾土胃土温热起来！

十二、论脏腑辨证

脏腑是人体内脏的总称，分为五脏和六腑，五脏是指心、肝、脾、肺、肾；六腑是指胆、胃、大肠、小肠、膀胱和三焦。此外还有一个心包络，它是心的外卫，在功能和病态上，都与心脏相互一致，因此它也属于脏。

五脏的作用是储藏精气津液，六腑是主出纳转输。但是脏腑的功能并不是各自为政，而是在相互依存、相互制约的情况下各负其责，构成一个完整的机体。脏腑不但在人体内部相互联系、互为表里，而且与外界自然环境的变化、四时气候的转移、精神活动等方面也是息息相关，互为影响。

脏腑学说除了从形态上指出脏腑的实质外，更重要的是从动态上去认识脏腑的功能活动，从而联系到病理变化，并且在功能和病态上所指的并不是单纯一个脏器本身，而是代表着某一系统的活动情况（这里所谈的系统，并不是现代生理解剖上的系统）。

通过上述对脏腑概念、作用及其功能的概述，让我们认识到五脏六腑的名称虽然与解剖学上的脏腑器官同名，但是含义并不一样，这是中医学的特点。中医学里的五脏六腑分别代表着一个独立意义的系统，有别于西医生理解剖上的系统，就像一个人把脾切除了，他还有脾虚吗？当然有。

《黄帝内经》中说："九窍者，五脏主之。"肝开窍于目，肾开窍于耳，心开窍于舌，肺开窍于鼻，脾开窍于口，肾又主管前后二阴，于是五脏主九窍已成定论。这种理论可以指导我们临床用药，所以才有了脏腑辨证。

脏腑辨证是根据脏腑的生理功能和病理特点，辨别脏腑病位及脏腑阴阳、气血、虚实、寒热等变化，为治疗提供依据的辨证方法。如果眼睛有问题，一般中医师都会想到从肝上去论治；如果耳鸣、耳聋，一般中医师都会想到从肾上去论治，这就是"九窍者，五脏主之"的理论在临床中的运用。

但笔者在临床实践中发现，有很多病，如耳鸣或眼疾，单从肾或肝上去论治，效果不好。这个问题曾让笔者极度困惑，在反复研读后，笔者才注意到，"九窍者，五脏主之"这句话之后还有一句"五脏皆得胃气，乃能通利"。于是笔者顺着胃气的"藤"，近一步往上推导的时候才豁然开朗。"九窍者，五脏主之"，那么"五脏"仍然还有所主，即五脏需胃气滋养。如果人的胃气不足，不能运化水谷精微充养于肝，肝就会出问题，肝有了问题，会不会出现眼疾？如果胃气不足，不能运化水谷精微充养于肾，肾脏也亏虚，会不会出现耳疾？或者出现前后二阴的疾病症状？这都是值得我们思考的问题。

"谷气通于脾。六经为川，肠胃为海，九窍为水注之气。九窍者，五脏主之。五脏皆得胃气，乃能通利"。从谷气通于脾到五脏皆得胃气才能通利，说明胃气在五脏中的重要地位，这是我们平时学中医时容易忽略的一个问题，向我们敲响了警钟。

明确了研究的路径，就可以找到很多相关的佐证，《素问·通评虚实论》也说："头痛耳鸣，九窍不利，肠胃之所生也。"为什么肠胃能导致头痛耳鸣并造成九窍不利呢？

肠胃是脾胃的一个代名词，肠胃是人消化吸收的地方，是人精气血津液来源的地方。如果肠胃不和、消化吸收不利，就会造成气血亏虚，不能营养五官九窍，可能会出现头晕耳鸣等九窍不利的症状，所以《黄帝内经》说："胃气一虚，耳目口鼻俱为之病。"

在后世医家中，郑钦安理解得非常到位，他在《医理真传》中说："人身虽云五脏六腑，总不外乎气血两字。学者即将气血两字，留心讨究，可无俟他求矣。"郑钦安明确告诉我们，人的身体虽然有五脏六腑，但是总不外乎"气血"两字。五脏六腑靠气血濡养，只要把气血两字搞明白，五脏六腑的生理病理就都搞明白了。此话简洁明了，直击中医核心。郑钦安又说："五脏六腑皆是虚位，二气流行才是真机。"进一步指明，如果五脏六腑有病，不能只是对着五脏六腑去用药，因为那是虚位，对着虚位用药，自然不会有好的效果，必需兼顾调理对虚位依赖的"二气"，才是真机，才是正确的。二气即是阴阳二气，阴阳依赖于胃气所化气血的充养。因此，二气流行，与气血流行密切相关，这与"人身虽云五脏六腑，总不外乎气血两字"说的是一个意思，只是语言的表达方式不同罢了。

现实也是这样，假设一个人的五脏六腑是正常的，无病。但是如果断了他的水谷，让他不吃饭不喝水，六天之后，这个人就会出现胸闷气短、乏力、头晕眼花、动则气喘，甚至震颤、幻听幻视等。

为什么在没有伤及患者五脏六腑的情况下，五脏六腑却产生了相应的症状呢？因为断了患者的饮食水谷。饮食水谷靠胃气化生为气血，饮食水谷一断，胃气化生没有了来源，气血随之受影响，气血一伤，五脏六腑就会出现相应的症状。这是因为五脏六腑的功能皆赖气血充养，只有气旺血足，五脏六腑的功能才会正常。相反，如果脾胃不好，消化吸收不好，导致气血不足，五脏六腑得不到充足的气血充养，就会产生各种各样的症状表现，即产生疾病。

因此，当五脏六腑有疾病症状表现的时候，有可能不仅是脏腑本身的病变，而是因气血不足导致的。这时如果只是盯着五脏六腑去治疗，而没有去调理五脏六腑的气血，那就没有找到病根，治病不求本，效果必定不如人意。

只有真正看清楚五脏六腑疾病的病因，再去研究各脏腑器官的疾病，才能做到心中不迷惑、用药不出错。

笔者接触的九窍出现疾病的患者很多，其中治疗过一例外阴白斑的女性患者，30 多岁，外阴萎缩，平时不敢骑自行车，外阴特别不舒服。这个病如果归属五脏的话，就归到肾那里去了，但从肾论治，效果不好，笔者从中焦论治，最后痊愈了。

再如一位耳鸣患者，治疗历时 3 年，经历 25 家医院，28 位中医专家，5 位著名的西医专家，最后都说他的耳鸣治不好了。来到笔者这里，一看这人"肥头大耳"，体型胖、肚子大，200 多斤的体重，1.8 米的身高。肥人多痰湿，因此，笔者认为他因脾虚不能化痰湿，清阳不升，才会出现耳鸣。

当笔者告诉他是因脾虚以致耳鸣时，给他开了 90 克附子、90 克干姜的桂附理丸中的处方，同时加龙骨、牡蛎、磁石等，笔者这个方子综合了耳聋左慈丸的组成药物。耳聋左慈丸是用六味地黄丸加上磁石、石菖蒲，并不适合这位患者，所以笔者把耳聋左慈丸的处方改动了一下，改成理中四逆辈加减，再加磁石、石菖蒲等，这样就可以把此类耳鸣、耳聋治好。笔者的这个组方是：四味脾胃舒加桂附理中加三石（龙骨、牡蛎、磁石），但没有用石菖蒲。

当笔者把诊断结论告诉他，处方给到他后，这位患者和家属吓了一跳，一是他说所有的医生都说他是肾虚，怎么到了这里就成了脾虚？二是此前一名很有名的中医给他用附子时仅用了 9 克的剂量，怎么笔者用了 90 克呢？ 10 倍的剂量，这还不得把人吃坏？

几经犹豫之后，患者还是按照笔者的方子拿了几剂药，完全是抱着试试看的心态。后来患者再来拿药的时候，告诉了笔者他第一次服药的经过，可谓是惊心动魄，啼笑皆非。

因为怕服药中毒，不吃又没办法，所以患者的家属劝他："你吃吧，吃完你就往那一躺，等着中毒，我在旁边拿手机等着打120。"他们商量好后，患者把药服下去了，然后躺在床上等着中毒。结果两个小时过去了，没事；又两个小时过去了，没事。四个小时一过，他们放心了，不会中毒，可以安稳睡觉了。

经历一晚的安全验证后，从第二天开始放心吃药。吃了14天后，再来复诊，患者症状减轻，眉开眼笑。按着笔者的方子吃了3个月，这位患者的耳鸣从此好了。

再比如，一位眼疾患者看什么都是重影，西医诊断为复视。中医有一个关于眼睛的理论，叫"五轮学说"，五轮即是依据眼与脏腑密切相关的观点将眼部组织分为5个部分，与五脏分别联属，并依其各自所属脏腑的生理特性命名，取象比类，冠以轮字，即肉轮、血轮、气轮、风轮、水轮，用以说明眼的解剖、生理、病理，指导眼病的诊断和治疗。

五轮学说源于《黄帝内经》的眼与脏腑相关的理论，是历代眼科医家的共识。《灵枢·大惑论》说："五脏六腑之精气，皆上注于目而为之精。精之窠为眼，骨之精为瞳子，筋之精为黑眼，血之精为络，其窠气之精为白眼，肌肉之精为约束。"指出了瞳子、白眼、黑眼等眼的部位，并大体说明了眼的各主要部位与脏腑的关系。后世医家在此论述的基础上，逐渐完善并形成了五轮学说，成为眼科指导辨证论治的一种重要理论。

据考，五轮的名词最初见于唐代的《刘皓眼论准的歌》。现存医籍中，以《太平圣惠方》对五轮理论的记载为早。而南宋《仁斋直指方》对五轮的定位和脏腑分居最明确，被沿用至今，书中谓："眼者，五脏六腑之精华，如日月丽天，著明而不可掩也。其首尾赤眦属心，其满眼白睛属肺，其乌睛圆大属肝，其上下肉胞属脾，而中间黑瞳一点如漆者，肾实主之，是虽五脏，各有证应，然论其所主，则瞳子成之关系重焉。"至此，中医眼科传统的五轮学说已形成，受到历代医家的重视。至明代，《证治准绳》中所论五轮学说最为详尽，标志着五轮学说的成熟。

五轮学说从理论上讲没有问题，但是实际临床中如果按着五轮学说一分，就乱了，反倒不会治病了，如果对应着每一处去配药，哪里属肝，哪里属脾，配下来几十味药，怎么治？后来笔者想明白了，五脏六腑之精气皆来源于脾胃之气化生水谷精微而生，所以抓脾胃之气就抓住了五脏六腑之精气了。

《素问玄机原病式》记载："经曰：目得血而能视，耳得血而能听，手得血而能摄，掌得血而能握，足得血而能步，脏得血而能液，腑得血而能气。"那么血从哪里来？由脾胃化生的水谷精微中来，而脾胃只有温热才能正常化生，寒和湿会影响脾胃运化功能。

《黄帝内经素问集注》曰："以长为短，以白为黑，如是则精衰矣（五脏主藏精者也。精有所藏而后能视万物，审短长。如精微象见于外，则精气内衰，视物昏瞶，而寿不久矣）。"短的看成长的，白的看成黑的，其体现的是精气的衰弱。那精气又是从哪里来？前面提到了精气依靠胃气化生水谷精微的充养，故治疗疾病时可从脾胃入手。

所以不论是耳疾还是眼疾都可通过调理胃气来治疗。因此，笔者给上面那位眼睛重影的患者开了理中四逆辈加减，患者服用数月后，眼疾痊愈。

类似于上述的临床实例还有很多，不再一一列举。通过从理到实的认识，我们可以得出一个结论，九窍之病在临床中如果只是简单地从脏腑去辨证，是中工甚至下工的水平，不可能成为上工。五脏依靠胃气化生的水谷精微来滋养，所以笔者认为临证直接抓胃气，就抓住了疾病的根本。而且，五脏六腑是一个整体，牵一发而动全身，只有抓住根本才不会顾此失彼。带着这种观念去探索疾病、探索脏腑辨证，才能够真正理清疾病的来龙去脉，然后找到正确的治疗方法。

第五章 病理篇

一、论治未病

病的全称叫"疾病"，古人将病称为"疾"，今人将病称为"病"。

"治未病"就是在未发病时便将其控制，防患于未然。

从对"病"的称谓上来看，古人对病的认识比现代人要深刻，唐代医家孙思邈把疾病分为未病、欲病、已病三个阶段。未病是未出现病之征兆的阶段，欲病是已经出现病之征兆的阶段，已病是病已形成的阶段。在这里打一伏笔，未病并不是指没有病。

历代医家中不乏治未病的高手，我们耳熟能详的就有"扁鹊见齐桓公"和"仲景断仲宣"两大医案。

《史记》记载，扁鹊医术高明，经常出入宫廷为君王治病。有一天，他巡诊去见齐桓公。礼毕，侍立于桓公身旁细心观察其面容，然后说道："我发现君王的腠理（腠理：中医学名词，指人体肌肤之间的空隙和肌肉、皮肤纹理）有病。您应及时治疗，以防病情加重。"桓公不以为然地说："我一点病也没有，用不着治疗。"扁鹊走后，桓公不高兴地说："大夫总爱在没有病的人身上显能，以便把别人健康的身体说成是被医治好的。我不相信这一套。"

十天以后，扁鹊第二次去见桓公，察看了桓公的脸色之后说："您的病到肌肉里面去了。如果不治疗，病情还会加重。"桓公仍不相信，并对扁鹊的说法深感不快。

又过了十天，扁鹊第三次去见桓公，看过桓公后说道："您的病已经发展到肠胃里面去了。如果不赶紧医治，病情将会恶化。"桓公还是不相信。他对"病情变坏"的说法更加反感。

接着又隔了十天，扁鹊第四次去见桓公。两人刚一见面，扁鹊扭头就走。这一下倒把桓公搞糊涂了。他心想："怎么这次扁鹊不说我有病呢？"于是派人去找扁鹊问原因。扁鹊说："一开始桓公腠理患病，用汤药清洗、火热灸敷很容易治愈；不久他的病到了肌肉里面，用针刺术可以攻克；后来桓公病至肠胃，服草药汤剂还有疗效。可是现在他的病已入骨髓，人间医术就无能为力了。我若再说自己精通医道，手到病除，必将招来祸害。"

五天过后，桓公浑身疼痛难忍。他看到情况不妙，主动要求找扁鹊来治病。但是派去找扁鹊的人回来后说扁鹊已逃往秦国去了。桓公这时后悔莫及，挣扎着在痛苦中死去了。

为扁鹊写传的司马迁感叹道："使圣人予知微，能使良医得早从事，则疾可已，身可活也。"这个病案突出反映了扁鹊能够预知疾病的发生、发展和转归。扁鹊提出疾病要早发现，早治疗，见微知著，防微杜渐，充分体现出其"治未病"的思想。

另一则是说东汉末年文学家、官员，"建安七子"之一的王粲，字仲宣，一天，与张仲景相遇，仲景说他已患疾病，到了40岁的时候眉毛要脱落，然后过半年就会死去，并且告诉他服五石汤可免除。俗话说，忠言逆耳。王粲嫌仲景的话难听，就没有服药。后果如仲景所言，王粲到了40岁时先是眉落，继则死去。这个故事记载在《针灸甲乙经·序》中，体现了张仲景对治未病的造诣之深。

通过这两则故事我们看到了治未病的重要性，正如《道德经》所言："合抱之木，生于毫末；九层之台，起于累土；千里之行，始于足下。"一切的质变皆是量变的积累，病发之前的治理确实要比病发之后的治理重要得多、高明得多，所以药王孙思邈指出要"消未起之患，治未病之疾，医之于无事之前"。明代医家张景岳也指出："祸始于微，危因于易，能预此者，谓之治未病，不能预此者，谓之治已病。知命者，其谨于微而已矣。"他还指出："履霜坚冰至，贵在谨乎微，此诚医学之纲领，生命之枢机也。"可以说张景岳是一语中的，指出了"谨于微"就是"治未病"的关键所在。世界上任何事物的发生都有其先兆，所谓"山雨欲来风满楼"，治未病就是将病之微兆扼杀在萌芽中，这一点从《黄帝内经》开始就有深刻的认识。

追溯起来，"治未病"的思想还是源自于《黄帝内经》。"未病"一词首见于《素问·四气调神大论》，"是故圣人不治已病治未病，不治已乱治未乱，此之谓也。夫病已成而后药之，乱已成而后治之，譬犹渴而穿井，斗而铸锥，不亦晚乎！"这段话从正反两方面强调治未病的重要性，已成为预防医学的座右铭。"治"，为治理、管理的意思。"治未病"即采取相应的措施，防止疾病的发生发展，也就是现代中医讲的"未病先防""既病防变"。

《黄帝内经》中出现"治未病"一词的还有两篇。《素问·刺热篇》说："病虽未发，见赤色者刺之，名曰治未病。"此处所谓"未发"，即是指已经有先兆、小疾存在，即疾病时期症状较少且较轻的阶段，类似于孙思邈所说的"欲病"，在这种情况下，及时发现，早期诊断治疗无疑起着决定性作用；《灵枢经·逆顺》篇中说："上工刺其未生者也；其次，刺其未盛者也……上工治未病，不治已病，此之谓也。"两篇均强调在疾病发作之先，把握时机，予以治疗，从而达到"治未病"的目的。因此，治未病，不是无病而治，而是在疾病刚出现苗头、征兆的时候，就进行治疗。

清朝《世补斋医书》中说："《内经》圣人不治已病治未病，谓人于已疾之后，未病之先，即当早为之药。疾而不治，日以加甚，病甚而药，药已无及。未至于病，即宜药之，此则《内经》未病之旨，岂谓投药于无疾之人哉？"这里指出，"无疾"是指健康的人；初患病为"疾"（临床前期）；疾甚为"病"，患病。提醒"治未病"不是指对"无疾"的健康人使用药物治疗，而是对"已疾之后，未病之先"，"即当早为之药"，如果在"疾"的阶段不把握时机及时治疗，就会发展为"病"，当病很严重的时候再用药，"药已无及"，就像渴了才想到去打井取水，打斗开始了才想到去铸造兵器一样，已经晚了。

通过上述论述我们已经对治未病的概念有了充分的认识和理解，接下来就是关键性的问题，"未病"怎么治？

扁鹊在《难经》中给出了很好的答案："经言上工治未病，中工治已病者，何谓也？然：所谓治未病者，见肝之病，则知肝当传之于脾，故先实其脾气，无令得受肝之邪，故曰治未病焉。中工者，见肝之病，不晓相传，但一心治肝，故曰治已病也。"

通过这段话我们清晰地看到，未病治法不是头痛医头、脚痛医脚，而是要深究病的来路和去路，捋清病的发展路径，然后从源头去治理，才是有成效的治未病的方法，就像见到肝病后，要知道其病的发展方向是传之于脾，所以此时不是去治肝病，而是先实脾气，别让脾气受肝之邪所侵犯，这样才可以阻断病势的蔓延，而这样的医生可以称之为上工。但是中工则不然，见到肝之病，不晓相传之理，所以不知实脾，只知道在肝上做文章，最后发现永远也跟不上病的发展速度。

张仲景在《金匮要略》中也做出了同样的论述："上工治未病……见肝之病，知肝传脾，当先实脾……中工不晓相传，见肝之病，不解实脾，惟治肝也。"可惜后学之人，对这些话没有高度重视，所以在治未病的范畴里总是雾里看花，亦真亦幻，在临床上如何应用也就没有详加思考。

治未病是对过程的干预。通过扁鹊和张仲景的论述，我们知道病的传变是有规律的，"见肝之病，知肝传脾，当先实脾"，为什么两位大医都将肝病传变指向了脾？其实不仅仅是肝病指向脾，五脏六腑之病都可指向脾，因为脾在中焦，是人体气机升降的枢纽。脾胃是水谷之海、气血生化之源，脾胃属土，土生万物，也就是五脏六腑、人身体中的"万物"皆赖脾胃化生的水谷精微滋养、生化。所以，不仅仅是见到肝病，要去实脾、强胃气，见到其他脏腑的病也应从脾胃入手去治疗。

明白了这个逻辑之后，就可以进一步知道"未病"怎么治。很多医家不敢碰"未病"的原因，是由于未病在病未发之先，很多证型、症状无法确诊，所以不敢轻易判断，也就不敢轻易用药。这本身没错，是谨慎负责任的态度，但是从另一个角度想一下，未病不治治已病，岂不是医者更难，患者更重？

如果用"扶阳中土论"的思想衡量一下，治未病的方法就简单了，本着"实脾"的原则，用温中温阳的方法治疗，患者的胃气一旺，气血即旺，气机调达，气血周流，水升火降，阴阳平衡，众病皆退。尤其在未病阶段，患者的正气还没有被病邪耗散过多，此时温中温阳，则阳气旺、胃气旺，人的免疫系统就强，身体就可以启动强大的自我修复能力。所以张仲景一直将顾护脾胃作为慎治防变的关键环节，在施治过程中时刻不忘"无犯胃气及上二焦，必自愈"，意思是在施治用药时勿犯中焦胃气及上焦清气，保得二者，病可自愈。因此，笔者认为医生不过是身体的助手，真正治好病的，不是医生，是身体自己，在这个过程中，懂得帮助身体扶阳气、强胃气的，谓之上工；追着病跑的，只能称之为中工，甚至是下工。

所以《金匮要略》中说："若五脏元真通畅，人即安和。""五脏元真"不就是五脏的气血吗？"五脏元真通畅"不就是气血周流通畅吗？气血化生之源不就是在脾胃吗？脾胃之气不就是胃气吗？胃气旺盛，五脏元真不就通畅了吗？"人安和"不就是健康无疾吗？

上述是从医理、病理的角度对"治未病"的分析，下面再从"无疾而治"对"治未病"进行一些探讨。

"无疾而治"是"治未病"的更高层次，是"见其安不忘危"的入世思想的体现，正如《道德经》第六十四章所言，"其安易持，其未兆易谋；其脆易泮，其微易散。为之于未有，治之于未乱。合抱之木，生于毫末；九层之台，起于垒土；千里之行，始于足下。为者败之，执者失之。是以圣人无为故无败，无执故无失"。

这里的"治"更侧重于对日常生活、行为等强化管理，《黄帝内经》中称之为"摄生""顺养"，现代人称之为"养生"。元代著名医学家朱丹溪在《丹溪心法·不治已病治未病》中说："与其救疗于有疾之后，不若摄养于无疾之先。盖疾成而后药者，徒劳而已。是故已病而不治，所以为医家之法；未病而先治，所以明摄生之理。夫如是则思患而预防之者，何患之有哉？此圣人不治已病治未病之意也。"

疾病的发生与环境、生活习惯、情绪、行为等等都有密切的关系，应综合考虑。《黄帝内经》不仅仅是一部医学经典，也是一部教化人心之书，如果人能按着《黄帝内经》的教化而为，就可以远离疾病之患。《素问·上古天真论》在开篇中就写道："昔在黄帝，生而神灵，弱而能言，幼而徇齐，长而敦敏，成而登天。乃问于天师曰：余闻上古之人，春秋皆度百岁，而动作不衰；今时之人，年半百而动作皆衰者，时世异耶？人将失之耶？岐伯对曰：上古之人，其知道者，法于阴阳，和于术数，食饮有节，起居有常，不妄作劳，故能形与神俱，而尽终其天年，度百岁乃去。今时之人不然也，以酒为浆，以妄为常，醉以入房，以欲竭其精，以耗散其真，不知持满，不时御神，务快其心，逆于生乐，起居无节，故半百而衰也。夫上古圣人之教下也，皆谓之虚邪贼风，避之有时，恬淡虚无，真气从之，精神内守，病安从来。是以志闲而少欲，心安而不惧，形劳而不倦，气从以顺，各从其欲，皆得所愿。故美其食，任其服，乐其俗，高下不相慕，其民故曰朴。是以嗜欲不能劳其目，淫邪不能惑其心，愚智贤不肖，不惧于物，故合于道。所以能年皆度百岁而动作不衰者，以其德全不危也。"

《类经·序》中写道："人之大事，莫若死生，能葆其真，合乎天矣，故首曰'摄生'类。""摄生"一词首见于《黄帝内经》，即意为"养生"，《素问》一部，在开篇中即从正反两面详尽阐述了养生的各种条件、各种方式及最终结果，提出善养生者，"饮食有节，起居有常，不妄作劳"；治外之道，"虚邪贼风，避之有时"；治内之道，"恬淡虚无，真气从之，精神内守"；修身之法，"志闲少欲，气从以顺"等等。如此而为，就可以形与神俱，德全不危，度百岁而动作不衰。可见古人对疾病、生命的认识之深刻以及对治未病的高度重视。因此，古代至贤至圣之人也基本都是高寿之人，因为他们悟透了生命的规律及保养之法，下面列举几例。

孔子是我国古代伟大的思想家、教育家，同时他还是我国古代杰出的养生大师。孔子曾提出过许多颇具真知灼见的"治未病"思想，如《论语·季氏》中说："君子有三戒：少之时，血气未定，戒之在色；及其壮也，血气方刚，戒之在斗；及其老也，血气既衰，戒之在得。"在这里他明确地告诫人们，应当根据不同生理时期的体质与心理特点，陶冶情操，养护体魄。青少年时，身心发育不成熟，不可恋色早婚，不可快情纵欲；人到中年，精力充沛，仍须劳逸结合，修身养性，不可过度疲劳；到了老年时，体质已虚，更要淡泊名利，超脱俗念。正是由于孔子注重养生防病之道，且身体力行，持之以恒，所以尽管他一生历尽坎坷，屡陷困境，仍能安于传道、授业、解惑，而尽享天年。

东汉末年杰出的医学家华佗为了健身防疾创立了"五禽戏"，他的弟子吴普习之，到了"九十余，耳目聪明，齿牙完坚"。据《三国志·华佗传》记载：华佗曾对其弟子吴普说："人体欲得劳动，但不当使极尔。动摇则谷气得消，血脉流通，病不得生，譬如户枢不朽是也。"也就是通过运动强健脾胃的功能，促进饮食的消化输布，使气血生化充足，气血流通，则身体健康而长寿。同时，华佗也非常重视七情、饮食、起居等对人体健康的影响。他要求人们"宜节忧思以养气，慎喜怒以全真"，即保持心情舒畅，精神愉快，避免不良精神刺激和过度情志波动，以减少疾病的发生。

晋代著名医家葛洪在《抱朴子》中指出，一个人之所以常生病，皆是因风寒暑湿所致，如果平日注意内养正气，形神相卫，各种邪气就不会侵犯人体。此外，葛洪还认为维持人生命的基本要素是气和血，人生病主要是气血亏损所致。他提出一系列不损伤气血的养生之道，包括"唾不及远，行不疾步，耳不极听，目不久视，坐不至久，卧不及疲，先寒而衣，先热而解。不欲极饥而食，食不过饱；不欲极渴而饮，饮不过多……不欲起晚，不欲汗流，不欲多睡，不欲奔走车马，不欲极目远望，不欲多啖生冷，不欲饮酒当风，不欲数数沐浴，不欲广志远愿"。在精神保健和心理卫生上，葛洪提出要除"六害"，"一曰薄名利，二曰禁声色，三曰廉财物，四曰损滋味，五曰除佞妄，六曰去诅嫉"。

孙思邈在《备急千金要方》和《千金翼方》两书中明确论证了"治未病"与养性的直接关系，"善养性者，治未病之病"，并创造了一整套养生延年的方法。他认为养生有"五难"，"名利不去为一难，喜怒不除为二难，声色不去为三难，滋味不绝为四难，神虑精散为五难"。他还积极推广养生功法，认为经常适当劳作运动，能促进身心健康，所谓"动则不衰，用则不退"。

由此可见，养生的条件是多维度的，环境、情绪、运动、饮食等是否得当都关乎着养生的成败。

那么再想一想养生这个词的涵义，从养到生，中间是不是得有一个"介质"？换言之，养了什么，人才得以"生"呢？

再看看圣人、大医们养生的指向，孔子提出的"君子三戒"中指向的是"气血"；华佗创立"五禽戏"是为了促进水谷消化，让血脉流通；葛洪和孙思邈提出的"六害""五难"是为了涵养气血。所以，从养到生的中间"介质"就是气血。

气血的生化之源在脾胃，有赖于脾胃运化水谷，这样我们就能理解，为什么圣人和大医们在饮食上那么的讲究，孔子说："食不厌精，脍不厌细。食馈而餲，鱼馁而肉败不食；色恶不食；恶臭不食；失饪不食。"意思是饭要用完整的米来做，肉片要切得薄、切得细，饭若有了不好的气味，鱼陈了和肉腐烂了，都不能吃；色泽异样了不能吃，气味不正常了不能吃，食物夹生或过熟了也不应当吃。

孙思邈在著作中列出食养、食疗的食物有 154 种，他说："安身之本，必资于食。……是故食能排邪而安脏腑，悦神爽志，以资气血，若能用食平疴，释情遣疾者，可谓良工。"也就是说，合理安排饮食，可保证机体的营养，使五脏功能旺盛，气血充实，提高适应自然界变化的应变能力，增强抵御外邪的力量。

人的生命过程就是人体内的气血不断生化、存储，又不断耗散、损毁的过程。当有一天，人体内气血的生化存储跟不上其耗散损毁的速度时，人的生命就将终结，而在这个过程中，人体就会表现出各种疾病的症状。

这就是笔者在本文开篇时打下的伏笔，"未病并不是指没有病"，因为看上去再健康的人，他的气血也无时无刻不在耗散着，如何让气血的生化、存储与耗散达到平衡，一种方式是通过日常生活的各种行为方式去调理，一种方式是通过温中温阳去扶阳、强胃气。前者是生活之理，后者是医药之理，二者兼备，是"治未病"的至理。

二、论疫病

自中医学诞生之时就开始与温疫进行斗争，历朝历代的疫情疫病都详细记载在中医学史里，而疫病时至今日也没有断绝，反倒变化多端，莫测难防。在与疫病长期斗争的过程中，医家们对疫病的认识基本经历了以下几个阶段。东汉时期医家们面对疫病横行，家家哀泣。张仲景在《伤寒杂病论》序言中写道："余宗族素多，向余二百。建安纪年以来，犹未十稔，其死亡者，三分有二，伤寒十居其七。感往昔之沦丧，伤横夭之莫救，乃勤求古训，博采众方……。"文中的"伤寒"，除了指外感热病外，还包括了当时的烈性传染病，可见当时瘟疫流行之猖獗。

汉末三国时，曹植《说疫气》中记载，"建安二十二年，疠气流行，家家有僵尸之痛，室室有号泣之哀。或阖门而殪，或覆族而丧。或以为：疫者，鬼神所作。夫罹此者，悉被褐茹藿之子，荆室蓬户之人耳！若夫殿处鼎食之家，重貂累蓐之门，若是者鲜焉。此乃阴阳失位，寒暑错时，是故生疫，而愚民悬符厌之，亦可笑也"，明确指出"疠气流行"并非"鬼神所作"。

晋朝葛洪《肘后备急方》记载："伤寒、时行、温疫，三名同一种……其年岁中有疠气兼挟鬼毒相注，名为温病。"将疫病定性并命名为温病。

唐朝王冰认为温疫与五运六气变化异常有一定的关系，故有金疫、木疫、水疫、火疫、土疫"五疫"及"五疠"之称。表明当时已经认识到温疫的致病原因不同于一般的六淫外邪，而是一种疫毒之气。

明朝吴又可所著的《温疫论》是我国论述温疫的专著，对温疫进行了详细的论述。吴又可认为"温疫之为病，非风非寒非暑非湿，乃天地间别有一种异气所感"，指出温疫的致病因素是"异气"，又称"疫气""疠气""戾气"等，是对温疫病因的创见。此外，吴又可还指出戾气"无形可求，无象可见，况无声复无臭，何能得睹得闻"，但是客观存在的物质。吴氏认为"邪从口鼻而入"，感染戾气的方式，"有天受，有传染，所感虽殊，其病则一"。而人体感受戾气之后，是否致病则决定于戾气的量、毒力与人体的抵抗力，"其感之深者，中而即发，感之浅者，而不胜正，未能顿发"；"其年气来之厉，不论强弱，正气稍衰者，触之即病"；"本气充满，邪不易入，本气适逢亏欠，呼吸之间，外邪因而乘之"。吴又可在《温疫论》中创制了不少独特的、行之有效的治疫方剂，可以说《温疫论》是我国医学文献中论述急性传染病的一部划时代著作，至今仍可用于指导临床，具有重要的历史意义与现实意义。但是当时还没有现在的科技条件，并不能像现代医学一样可以有方向、有目的地去解析病毒病源、寻找病毒宿主以及实施现代化的防疫和治疗措施。

从东汉至今的两千余年中，人类对疫病的认识和研究不断加深。在这个过程中，人类付出了惨重的代价，但也积累了丰富的经验。从历代医家的研究和论述中可以看出疫病病因及治法的一些规律，《伤寒论》说："其死亡者，三分有二，伤寒十居其七。"《说疫气》说："阴阳失位，寒暑错时，是故生疫。"《肘后备急方》说："伤寒、时行、温疫，三名同一种。"《诸病源候论》说："岁时不和，温凉失节，人感乖戾之气而生病，则病气转相染易。"《温疫论》说："其感之深者，中而即发，感之浅者，而不胜正，未能顿发。"又说："其年气来之厉，不论强弱，正气稍衰者，触之即病"；"本气充满，邪不易入，本气适逢亏欠，呼吸之间，外邪因而乘之。"

《素问·本病论》曰："厥阴不退位，即大风早举，时雨不降，湿令不化，民病温疫，疵废风生，民病皆肢节痛，头目痛，伏热内烦，咽喉干引饮。"指出了温疫具有传染性、流行性、临床表现相似、发病与气候有关等特点。《素问·刺法论》中记载："黄帝曰：余闻五疫之至，皆相染易，无问大小，病状相似，不施救疗，如何可得不相移易者？岐伯曰：不相染者，正气存内，邪不可干，避其毒气，天牝从来，复得其往，气出于脑，即不邪干。"即认为在行为上要"避其毒气"，也就是现在的隔离之法；在根本上要养浩然正气，"正气存内，邪不可干"，这与西医学上说的增强免疫力相似。

免疫力也可称之为人体的自愈能力。人体有强大的自我排异能力和修复能力，俗话说"眼睛里不揉沙子"，即使是一点极小的灰尘进入眼睛中，眼睛也会迅速做出反应，有时我们用人为的方式清理不出来的时候，一狠心，不管了，过一会儿会发现眼睛中的异物没有了，舒服了，眼睛自己把异物排除了；当手脚不小心被划破的时候，即使不包扎，过一会儿发现，血不流了，凝固了，过段时间，伤口自我愈合了，皮肤光滑如初；当外感风寒，甚至出现高热时，即使不治疗，不服用药物，通过喝开水，清淡饮食，保持营养，几天之后病情也会自愈。这都是人体自我修复功能在生活中的常见体现。

人体的这种强大的自我修复、自我治愈的能力就是免疫力。那么，这么强大的免疫力是怎么来的呢？

在疫情发生中，一般年轻的、体格健壮的人不容易感染疫病，即使不幸感染，治愈的概率也很高，但是年老体弱的人却很难抵抗过去，其易感染且治愈率低，这是什么原因呢？这就是《黄帝内经》中说的"正气存内，邪不可干"，那正气从哪里来呢？从胃气化生的水谷精微而来。年轻人脾胃好、消化吸收好、气旺血足，免疫力自然强盛；老年人的脾胃弱，消化吸收不好，气血不足，因此免疫力也弱。笔者认为只有气旺血足的人，免疫力才会强。因此，要想增强人的免疫力，就得调和气血。气血从哪里来？《黄帝内经》说："脾胃为气血生化之源。"脾胃怎样才能化生气血呢？脾胃属土，脾土胃土只有在温热的状态下才能腐熟运化水谷，从而化生气血，寒凉的脾胃不能化生气血。

笔者在治疗病毒引起的重症肺炎时，从不用抗生素，而是用重剂温中温阳的汤药，像四逆汤、白通汤、桂附理中汤等，附子和干姜分别用到300克、500克，疗效非常好。当然，这个剂量是笔者在大量临床经验指导下总结出来的，读者不能自行使用。

笔者认为有些人把"瘟疫"当作"温病"来辨证论治是存在问题的。温病是被划为热病范畴的，但是瘟疫不是热病，所以不能等同于温病。温病的治法一般有解表法、化湿法、清气法、凉血法、滋阴法等。当人染上瘟疫的时候，正气本就虚弱，此时再用化湿、凉血、滋阴之法，必会更加损伤正气，正气一败，百药难施。

综上所述，抗病毒的"良药"就在我们的体内，不必东求西求，它的名字叫免疫力，也叫正气。避其毒气、正气存内是防治疫病的重要抓手，两千年前是这样，现在仍然是这样！

三、论痰湿

痰湿的常见表现为：痰多，形体肥胖，胸闷气短，四肢无力，面部皮肤油脂较多，面色淡黄而暗或白中发青，眼胞微浮，容易困倦，舌体胖大，苔滑腻，舌边常有齿痕成排，口不渴，甚者咳嗽哮喘等。

大多数医家在看到痰湿病的时候，都会想到祛痰祛湿、行气活血等，很少有人去想痰湿是怎么形成的？痰湿的根本在哪里？找不到根本，就断不了痰湿的根本。这样的祛痰祛湿就像清扫垃圾一样，如果不去找垃圾产生的根源，垃圾就会不断地产生，结果是扫完一遍又一遍，永远都扫不完。

中医是需要一些逻辑推理的，只有这样，才能知道我们的分析是否合乎逻辑，是否合乎自然规律，如果只是从一个名词概念中去探讨，就会把中医的本质丢掉。

那么痰湿瘀阻是怎么形成的呢？《黄帝内经》说："痰饮者，水湿之别名。"也就是说痰饮是水湿所化。那么水湿又是怎么形成的呢？脾主运化水湿，肾主水，也就是说水湿是脾肾两脏阳虚造成的。脾肾阳虚，运化水湿的能力减弱，所以才会造成水湿内停。阳主动，阴主静，所以水湿内停可判定是脾肾阳虚。而"血遇热则行，遇寒则凝"，脾肾阳虚，气血自然就形成了瘀阻。当用了温中温热的药物后，脾肾阳虚得到化解，痰湿和瘀阻自然就消退了。脾胃为生痰之源，肺为储痰之器，不去温中温阳温脾土，就断不了痰湿的根源。

治病求本，不是一句话那么简单，一定要落实到临证中，才能发挥最大作用。

四、论湿热

湿热证常见临床表现为：发热、身热不扬，头痛而重、身重而痛，口苦，胸痞，尿黄而短，舌质红、舌苔黄腻，脉濡数。湿热流注关节则谓湿热痹证；侵犯脏腑时，可出现脾胃湿热（湿热蕴脾）、肝胆湿热、膀胱湿热、肠道湿热等证。

以上是从症状表现上对湿热的描述。其实中医来自生活，只有从生活实践中去探索，从人体的实际出发，才能真正弄懂中医，弄懂病因病机。

观察生活，会发现中医的真理。生活中我们都蒸过馒头，蒸馒头的时候，锅上边的水蒸气是条达的，向上的，气机顺畅的，所以感觉不到水蒸气有多热，但如果用手去阻挡水蒸气，就会在阻挡的周围产生热、产生湿气，就会感受到热、感受到湿，看到热、看到湿。因此，湿热可因气机被阻挡而产生，所以治疗由寒凝气滞所致湿热，不是清热祛湿，而是去掉阻挡！正常人体内平和，经脉血管正常，水升火降，气机条达，没有湿热。但是，人们不知道如何养生保健，不知道如何保护自己，一味贪凉饮冷，暴饮暴食，导致局部经脉血管受寒，气机受阻，从而产生郁热、湿热。此外，痰湿、血瘀等也可以阻滞气机，产生湿热。

但很多学医者对这一点并没有充分地重视，黄元御说："盖足太阴脾以湿土主令，足阳明胃从燥金化气，是以阳明之燥不敌太阴之湿，及其病也，胃阳衰而脾阴旺，十人之中，湿居八九而不止也。"说明湿气的生成是由于阳气的衰弱，"十人之中，湿居八九而不止"，且都与阳虚有关，从此可以看出扶阳的必要。当今著名中医大师李可老先生也说："阳虚者十之八九，阴虚者百无一二。"

所以湿热可由寒湿阻滞气机，郁而化热而产生，这也正好吻合《素问·热病论》中对"今夫热病，皆伤寒之类"的描述。

笔者在治疗湿热时，并非仅采用清热祛湿，而是根据以上论述，辨证论治，加用温中温阳之法。中焦得温，脾土胃土得温，水谷之海得温，才能蒸腾气化，条达气机，则湿热自解。

五、论燥邪

凡致病具有干燥、收敛等特性的外邪，称为燥邪。

燥为秋季的主气。秋季天气收敛，金气清肃，气候干燥，失于水分滋润，自然界呈现一派肃杀之景象。燥气太过，伤人致病，则为燥邪。燥邪伤人，多自口鼻而入，首犯肺卫，发为外燥病证。初秋尚有夏末之余热，久晴无雨，秋阳以曝，燥与热合，侵犯人体，发为温燥；深秋近冬之寒气与燥相合，侵犯人体，则发为凉燥。

燥邪的性质和致病特征为，一是燥性干涩，易伤津液：燥邪为干涩之病邪，侵犯人体，最易损伤津液，出现各种干燥、涩滞的症状，如口鼻干燥、咽干口渴、皮肤干涩或皲裂、毛发不荣、小便短少、大便干结等。故《素问·阴阳应象大论》说："燥胜则干。"二是燥易伤肺：肺为娇脏，喜清润而恶燥。肺主气司呼吸，直接与自然界大气相通，且外合皮毛，开窍于鼻。燥邪多从口鼻而入，故最易损伤肺津，从而影响肺气之宣降，甚或燥伤肺络，出现干咳少痰，或痰黏难咯，或痰中带血，甚则喘息胸痛等。由于肺与大肠相表里，肺津耗伤，大肠失润，传导失司，可出现大便干涩不畅等症。

简言之，所谓燥邪，就是失于滋润，津液不足，表现为干燥、燥热等现象。正是基于这样的认识，所以在治疗上大多都用滋阴润燥的方法，即"燥者，润之"，处方中大多使用沙参、玉竹、枸杞、天冬、麦冬、玄参、石斛等滋阴润燥之药来缓解人体的干燥、燥热。

上述有关燥邪的概念、特征、处方等，在几千年的中医传承中已经形成了统一的认识。但是当笔者本着"三思三悟"学中医的思想，提出了"扶阳中土论"之后，开始对燥邪进行了新的思考。对燥邪干燥、津液不足的认识是没有错的，但是在治疗方法、方案上却出了问题！那么对于燥邪，我们应该怎么处理？怎么用药？滋阴润燥对不对？用滋阴的药物对不对？

口渴的时候喝水可以解渴，因此，我们认为水可以解决干燥、干咳的问题。鼻干、口干、皮肤干燥时，吃一些水分较多的水果，或者滋阴的药物，就会感觉好多了，于是认为滋阴药物可以彻底解决干燥、干咳等问题，所以才有了针对燥邪的滋阴润燥、清热滋阴等治法。

但是大家可能没想到的是，喝的水，要想达到润燥，解决干燥的问题，第一关就是脾胃的吸收问题，只有脾胃消化好了、吸收好了，才能把饮食水谷转化为身体可以用的"滋阴物质"，换句话说，只有脾胃功能好了，把饮食水谷转化为气血，才能达到滋阴润燥的效果！

所以，不是滋阴的药物进入身体中就可以直接投入"战斗"，直接滋阴润燥，而是需要经过脾胃的消化吸收。若脾胃虚寒，消化吸收、转化能力减弱，饮食水谷不能转化为水谷精微，就不能滋阴润燥了！

想明白了这些问题才知道，有燥邪之症时，不是仅用滋阴润燥的药物来解决，而是让气血来滋阴，抓住气血，才能真正解决燥邪致病引起的干燥问题，比如干燥综合征，应加用四逆汤、白通汤、桂附理中汤等，才能真正达到滋阴润燥的效果。这是因为用温中温阳的药物，才能加强运化，解决干燥问题。

同样，干咳少痰、大便干燥等，不仅需要用滋阴润燥的药物，也要温中温阳，助脾胃化气化血，才能达到滋阴润燥的目的。肺燥，不能仅用养阴清肺的百合、地黄等，应加用四逆白通，这样才是真正理解了燥邪。

六、论瘀血

血瘀是病因，也是病机，大多数疾病都伴有瘀血，只是程度不同罢了，如心血管病有瘀血，脑血管病有瘀血，风湿性疾病也有瘀血。瘀血的症状多表现为嘴唇发紫、舌质青紫、胸闷气短、刺痛等。

瘀血怎么治疗？如何处方用药？所有的人都知道活血化瘀！这种治疗方案没有错，但是中医讲的是治病求本，瘀血的本在哪里？几乎很少有人去思考。

中医来自生活，我们从生活中看看瘀血是怎么形成的。过去人们杀猪宰羊时，开始放出来的血液是新鲜的、红红的、热的，把血液放在盆里，温度一降低，血液马上变紫、变黑、变成血块，也就是变成"瘀血"。这就让我们明白，血液受寒之后，可形成瘀血。所以在治疗由寒凝所致瘀血的时候，活血化瘀是治标，温中温阳散寒才是治本。

在治疗瘀血上，可以温中温阳，血得热则行，得寒则凝，所以温中之药可以加强活血化瘀之效。但是活血化瘀药物，不可以久用，需及时调整。许多心脑血管病患者，久服活血化瘀药物，未加温中温阳之药，最终没有收到预想的治疗效果，反而伤了正气，戒之戒之。

总之，对于寒凝血瘀之症，温中温阳是治本，活血化瘀是治标。

七、论肝风内动

我们平时了解的有关肝风内动的概念是：肝风内动，病证名，泛指因风阳、火热、阴血亏虚所致，以肢体抽搐、眩晕、震颤等为主要表现的证候。《素问·至真要大论》曰："诸风掉眩，皆属于肝。"《临证指南医案·肝风》华岫云按："倘精液有亏，肝阴不足，血燥生热，热则风阳上升，窍络阻塞，头目不清，眩晕跌仆，甚则痿痫痉厥矣。"肝风内动可分虚实，虚证有阴虚动风，血虚生风；实证有肝阳化风，热极生风。

上述对肝风内动的解读我们暂不探讨，首先从生活实际来探讨一下"肝风"到底是什么意思。

"肝风"是人体内有了"风"吗？风从何来？

对于自然界中的风，我们看不见，但是可以感受到。当迎风拂面或者看到树动枝摇的时候，就知道是风来了。面部的感觉、树枝的摇动都是风的"象"，虽然我们看不见，但是通过风的"象"就能感知到风。

"取象比类"是古人认识事物的一种方法，同样也是中医学的研究方法之一，《素问·征四失论》中说："不知比类，足以自乱，不足以自明。"当用这种思维方法来看人体的时候，看到人的肢体震颤或摇摇晃晃，就自然联想到是风进入到人的身体中了，于是认为人体内就有了风。

那么又为什么会把风和肝联系起来呢？因为人体在配属五行中，肝属木，风吹木摇，所以认为人体的摇晃、震颤，也与肝木有关系，并给它拟了一个病名叫"肝风内动"。

事实上真是自然界中的风进入到人体中导致人的身体出现动摇吗？不是！我们都知道，人体有强大的免疫系统，有多种屏障，有各种防御功能，外界的风怎么会轻易进入到人体中呢？所以有人又会说：那就不是外界的风，而是"内风"。那么"内风"又是怎么形成的呢？相信没有多少人能说清楚。越是说不清楚，意味着答案越多，众说纷纭，于是把中医说得玄乎其玄。其实不是那样，中医很实在、很简单，只要是从人体本身去研究，从生活实际中去研究，就不会觉得玄乎，也不会错。

在生活中做一个试验就可以看清楚肝风内动。一个正常的人，全身无抖动、摇动等症状，行动非常稳健，这样的人，断了他的饮食水谷，也就是断了他的水谷精微的来源，五六天之后就会发现，这个人有了肝风内动的征象了，走两步就会身颤肢摇。

为什么一个正常人在断食五六天之后出现了肝风内动的征象呢？是因为他在这段时间内断了饮食水谷，导致气血大亏、正气不足，不能维持机体的正常运行而产生的反应罢了。

通过这个例子可以看出，所谓的"肝风"，不过是个名词罢了，"风"也不是肝风内动的根本病因，所以单单平肝息风、祛风消风等都不能快速有效地治愈患者。其真正的病因是气血不足，无法充分滋养身体才导致了肝风内动，并表现在肢体行为上。因此，平肝息风祛风的方法也无法治愈肝风内动，必须同时调理气血、温补脾胃才能化解肝风内动。

当把这些都想通之后才能更好地治疗各种风病，比如小儿抽动症、抽动秽语综合征、帕金森病、脑血管病后遗症等等，除了对症用药，还必须注意调理气血。那么气血从哪里来？从脾胃中来，脾胃只有温热才能化生气血，于是对应的理法方药即展现在眼前，如白通汤、四逆汤、桂附理中汤等。

这样也就能正确地理解《黄帝内经》中"诸风掉眩，皆属于肝"的意思了。很多人把这句话理解的很复杂，结果发现研究的越复杂越理解不了，越与现实临床对不上号。其实这句话的意思只是说诸风掉眩的病都归肝管罢了，另无他议。这就是圣人之言的特点，知道一就说一，知道二就说二。但是后学之人却认为古人是深奥的，往往会想得很复杂。事实上，圣人之言之所以具有普世价值，就是因为他们说的都是老百姓想说而说不出来的家常话，讲的都是我们日想、日用却并没有用心去总结的朴素的生活道理。

因此，对于"诸风掉眩，皆属于肝"这句话，如果我们想在医理上再进一步深化一下，可以想一想，既然诸风掉眩的病都归肝管，那么肝如何才能够有能力去管？自然是要肝功能正常、强大，肝功能的正常与强大体现在哪里？自然是肝气、肝血是否旺足。当肝气旺血足的时候，肝的功能才正常，才强大，才能管理"诸风"。那么肝气、肝血从哪里来？脾胃！因为脾胃才是气血生化之源，脾胃把气血生化出来，输散至肝。因此，胃气旺，肝气才能旺；胃气足，肝血才能足。

八、论类风湿关节炎

类风湿关节炎被人们称为"不死的癌症"，给人类带来了无穷的痛苦，至今也是医学界的一大难题。

《灵枢·本藏》曰："寒温和，则六腑化谷，风痹不作，经脉通利，肢节得安矣。"意思是人体的寒温和合，六腑的消化吸收好，就不会得风湿性关节炎、类风湿关节炎等风寒湿痹之病；经脉通利，没有阻滞，四肢就不会有疼痛的问题。

从这句话中可以看出，治疗类风湿关节炎的突破口在"寒温和"三字上。什么叫"寒温和"？即不凉不热，寒温平衡。这样的环境下，六腑可以很好地消化吸收饮食水谷，得来的水谷精微周流全身，滋养全身，使经脉通利，肢节得安，风痹之病就不会作。

那么，"寒温和"是指哪里的"寒温和"呢？笔者认为是脾胃，因为脾主四肢。日常水谷进入脾胃，胃主受纳，脾主消磨，化生的水谷精微通过脾气散精，布散周身。因此，类风湿关节炎的症状表现在四肢上，病机却在脾胃上，脾胃是否健康关乎着四肢是否健康。

进一步思考一下，如何才能做到脾胃的"寒温和"呢？《黄帝内经》给出了答案，"法于阴阳，和于数术，饮食有节，起居有常，不妄作劳"。这句话被人们奉为养生名言，没错！但也是使脾胃"寒温和"的不二法则，下面逐条进行分析。

何谓"法于阴阳"？上半年是阳，下半年是阴，上半年天气热，就少穿点衣服，下半年天气寒，就多穿点衣服，这不就是法于阴阳吗？

何谓"和于数术"？一年有四季，四季有十二个月，十二个月中有二十四个节气，这就是数术。根据节气调理生活，这就是和于数术。

何谓"饮食有节"？这里的"节"是"节制"的意思。《黄帝内经》亦言，"阴之所生，本在五味；阴之五官，伤在五味。至于五味，口嗜而欲食之，必自裁制，勿使过焉，过则伤其正也"。这里的"裁制"也是节制的意思。不能什么好吃，就天天吃，想吃多少，就吃多少，这样会把脾胃吃坏了，正气也被损伤了。

何谓"起居有常，不妄作劳"？起居要有规律，日出而作，日落而息，遵循时间规律，不能想劳作到什么时候就劳作到什么时候，或者想娱乐到什么时候就娱乐到什么时候。《素问·生气通天论》中说："阳气者，一日而主外，平旦人气生，日中而阳气隆，日西而阳气已虚，气门乃闭。是故暮而收拒，无扰筋骨，无见雾露，反此三时，形乃困薄。"意思是，人体的阳气与自然界阴阳消长的变化密切相关。一天之中，在早晨，阳气开始生发并逐步充实到体表；到了中午，阳气最为隆盛，也是体表阳气最充满的时候；在太阳西下的黄昏，自然的阳气随着太阳的照射减少，人体阳气内藏，体表阳气减少。

人体中阳气盛衰的规律与自然界是一样的，所以天黑了，就该休息了，不要再蹦蹦跳跳耗散真阳。也不要起得太早，露水还没落下去呢，就起床活动，同样会耗散真阳。长此以往，形体困薄，四肢衰弱，就会产生疾病。

如果人们的日常生活能按着"法于阴阳，和于数术，饮食有节，起居有常，不妄作劳"的圣人教化而为，就可以使阳气内敛、归藏、生化，实现身体"寒温和"的格局，四肢自然通利。

那么已经中病的怎么办呢？又怎样实现"寒温和"呢？上面已讲，"寒温和"特指脾胃，因为人们日常生活中习惯于贪凉饮冷，所以已经把脾胃搞的一派寒凉。得类风湿关节炎疾病的患者，大多都是与寒凉之物过度亲近的人。当寒凉之物进入脾胃，脾胃只能通过温热的阳气将其化解排除，在这个过程中，阳气就被耗散掉了，日积月累，气血俱亏，导致气机阻滞、寒凝血瘀。当气血不能充分供养四肢时，抵御外邪的能力下降，引起类风湿关节炎，严重的会导致末梢神经坏死。

因此，治疗类风湿关节炎时，处方中应包含温中温阳之药，以此化寒湿、扶阳气，帮助身体恢复强大的自我免疫和自我修复能力，如此，类风湿关节炎可解。

九、论慢性咽炎

慢性咽炎比较难治，而且在生活中和临床中都非常普遍。

慢性咽炎为咽黏膜的慢性炎症，若急性咽炎反复发作、治疗不彻底，超过三个月以上，即定义为慢性咽炎。慢性咽炎还可由临近器官病灶刺激引起，比如鼻窦炎、鼻咽炎、气管炎等，也可由烟酒过度、粉尘及有害气体的刺激引起。此病为上呼吸道炎症的一部分，并与某些病证，如贫血、糖尿病、便秘、肾病、肾炎、肝硬化等局部的末梢循环障碍有关。

单纯的慢性咽炎发作者局部有各自不同的感觉，如干燥感、灼热感、微痛感等，咽部分泌物增多、黏稠，故常有清嗓的动作，可吐白色黏痰，严重的可引起剧烈咳嗽、呕吐等。慢性咽炎检查时会看到咽部弥漫性充血、扩张，色暗红，有分泌物、悬雍垂肿胀或松驰延长。

上述是西医对慢性咽炎的认识，那么中医是怎么认识的呢？

一看到咳嗽、咯痰、咽喉肿痛，通常就认为慢性咽炎是火。是火怎么办呢？当然是清火、清热了，所以用慢咽舒宁、咽炎片等清热解毒、利咽，还可选用中药的普济消毒饮、桑菊饮、银翘散，板蓝根、大青叶、山豆根、马勃、射干、玄参、赤芍等等。治疗咽炎的药非常多，用了这些药之后症状当时会得到缓解，但是随后会复发，把急性病搞成了慢性病。

长期以来，人们对慢性咽炎怎么来的，慢性咽炎的火是怎么来的等问题，没有深入探讨，因此对慢性咽炎也就认识不清。《黄帝内经》说："今夫热病者，皆伤寒之类也。"寒为热病之因，慢性咽炎的火也可由寒内生而来。

　　我们平时贪凉饮冷以致中焦受寒，中焦经脉紧束，上下不沟通，内外不循环，导致火郁于上，水郁于下，上焦有火，下焦有寒，形成上火下寒的格局。

　　当人们看到咽喉红、肿、热、痛，出现咽痒、咳嗽、咯黄痰等，就认为是肺及上焦有火，所以清热解毒、滋阴凉血，但如果患者的慢性咽炎是由寒而致，那么这些寒凉的药物进了脾胃之后，会使中下焦更加寒凉，经脉血管更加紧束，于是水不升、火不降这个格局根本解不了。所以压下去一段时间后又起来，形成慢性咽炎反复发作的问题。

　　所以，部分慢性咽炎的症状虽以上焦火热为主，但是中焦受寒、气机遇阻，才是慢性咽炎的主要病因，对应的治法应以温中为主，当中焦脾土、胃土温热起来后，水自升、火自降，气机自然调达，这样上焦火不治自愈。

十、论哮喘

业内流行着两句话，"治啥不治喘，治喘砸了脸"；"外不治癣，内不治喘"，可见喘证在很多医家看来是多么地难治。

治不好的原因，是因为很多医家把喘证"肾不纳气"的病机单纯指向肾了，其实这是误导人的。

从人体的实际进行探讨，肺在上，肾在下，肾要想纳气，中焦是必过的通道，当中焦受寒时，寒凝血瘀，经脉紧束，中焦受阻，肾就无法正常纳气。此外，肾也依赖于后天水谷精微的充养，与脾胃关系密切。所以，笔者认为，在补肾纳气之余，也应加用温中扶阳之药。中焦温热，运化水谷精微，滋养肾脏，同时中焦的通道打开，肾纳气也就恢复正常。

笔者治疗的喘证患者中，有一位八岁的小患者，因他在石家庄，不能到现场，所以通过微信把舌苔图像发了过来。笔者一看，舌苔水嫩、鲜红。小孩子有一种舌苔，特别红、特别嫩、特别水气，甚至有小泡，是阳虚所致。于是笔者给他服用四味脾胃舒加扶阳1号（一个以姜、桂、附为主要成分的小方，纯温、纯热的处方），并让他忌口、忌凉。结果这个孩子不吃药不犯病，吃了药就立刻犯病，这让笔者很奇怪。

再次把舌苔图发过来一看，还是阳虚，且患者也忌口了。笔者让他在处方中再加上生姜水，结果还是犯病。

笔者再次反复研究这位小患者的病情，最后确定，处方没有错，中间肯定有问题。就像笔者此前治疗的一位患者，他也说严格忌口了，最后让他列食谱，发现他经常吃山药，而山药正好对给他开的处方有克伐，于是让他在平时的食谱中去掉山药，最终才将病治好。

　　笔者如法炮制，也让这位小患者列食谱，结果食谱也没问题。这时笔者真有点怀疑自己了，可是又找不出问题。人潜力有时就是在逆境中被激发出来的，这时笔者反倒有了斗志，心想不睡觉也得把这事儿搞明白。于是笔者天天与患者的父母聊天，询问患者的日常状况，连续聊了三个晚上，终于聊出来了。原来患者正在吃一种保健品（名字就不提了），这种保健品性寒凉，有滋阴利咽的作用。根源找到了，患者虽然没有吃寒凉的食物，但却吃了清热利咽的保健品，这东西进入人体比凉水还凉，与温中的药物产生克伐，病自然好不了。于是让他停了保健品，患者再无异常反应，一直吃了三个月的药，八岁孩子的哮喘治愈了。

十一、论阳化气、阴成形

《黄帝内经》说："阳化气，阴成形。"明代著名医家张景岳说："阳动而散，故化气，阴静而凝，故成形。"这里阳和阴是指物质的动与静、气化与凝聚、分化与合成等的相对运动，进而说明物质和能量相互依存、相互转化。

中医认为，生命就是生物形体的气化运动，而气化运动的本质就是化气与成形。人体的正气是无形的，属阳；精血津液为有形的，属阴。由精血津液转化为气，要依靠阳的气化作用；由气转化为精血津液，离不开阴的成形作用。从这个意义上来讲，自然界万物的生生化化，人体生理活动过程中的新陈代谢，都可以概括成"阳化气，阴成形"。

从人体病理来说：凡是成形的疾病，一定是阴性的。有的疾病是局部成形的，如足内踝的肿胀或者水肿，那是因为肾经的阳气不足而寒气太盛，阳不能化水为气，结果阴寒凝结，形成水肿，治疗应以扶助阳的气化功能为主。再如甲状腺肿，是任脉的阴寒之气成形而致。任脉阳虚而阴聚于湿气最旺之处，形成了肿胀。对于这样的病，光是通经活络是不够的，一定要扶助任脉之阳气，才是治本之道。

肿瘤是明显的阴性病。首先，三阴体质的人易患肿瘤，三阴体质最明显的特征是阳气不足，对阴邪已经不能形成有效的抵抗。因此，邪气深入三阴，于体内阳气最虚弱之处成形，发为肿块。

从生物学角度来说，细胞分化、凋亡相关于细胞执行功能，属于"阳化气"，而细胞增殖相关于细胞数量、形体增长，属于"阴成形"，而发育异常、增殖失控、分化障碍以及凋亡阻遏就是肿瘤和白血病的基本生物学特征。由此可以推出，肿瘤的本质是阳气不足、阴寒积聚。可以这样说，如果肿瘤患者的阳虚体质不能彻底改变，治好肿瘤的希望就很渺茫。而改变阳虚体质必须扶阳，扶阳可以用到艾灸、姜汤，亦或是温中温阳的药物等。治疗肿瘤应改变体质，攻逐病邪，扶正以加强气化功能，等正气稍足，即可攻除邪气，但攻邪必然伤正，所以不可一攻到底。

因此，笔者认为，肿瘤属于"阴成形"。其临床表现虽然复杂多样，但源于命门火衰，本属寒痰凝结，治本之道当扶阳、散寒、化痰、祛瘀。

再如肥胖症，多是因阳气不足以化气，于是阴乃聚而成形。有句话说"十胖九虚"，虚的就是阳气。如用泻法来治疗肥胖，肯定是越泻越虚，越虚越胖。笔者认为，肥胖症是要补阳的，阳气足了，便可化气，慢慢地就能把多出来的阴气化掉。

红斑狼疮、肝硬化等都可能引起腹部肿大、水肿，笔者认为，其原因是脾肾阳虚，阳气不能化水，水湿泛滥成灾。某些医家大量应用苦寒中药以泻水化瘀，不知泻邪的同时也在伤正，或者重用激素以救命，短时间尚可，久则必然太过消耗阳气而致患者体质变弱，一不小心又会生病。

风湿性关节炎、类风湿关节炎、痛风等会导致关节肿大变形，这也是阳气在关节处不足以抵抗阴邪的缘故。所以治本之道在于扶阳以抑阴。不管患者表现出多少热象，也不能因此而大量应用寒凉中药。要知道，能患这样的病的人多是阳虚体质，虚寒于内，阴得以在阳气最弱处聚而成形。临床常见有医生重用生石膏治疗关节炎，不知即使是热邪所致，也要加以扶阳以化其阴形。

总而言之，"阴成形"的慢性病多属阳虚体质而生。阳气不足以抵抗邪气（邪气为阴，正气为阳），外邪因而客入机体，耗伤阳气，久之阳益虚而阴愈盛，痰血等阴物因而成形，发为大病。

《黄帝内经》说："积之始生，得寒乃生。"这句话说得非常清楚明白，治疗任何"阴成形"的病，必需扶阳气以化阴寒。

扶阳的意义在于可以改变三阴体质，增加阳气，渐而阳气可以化去阴邪。单纯地祛除阴邪而不扶助阳气，往往初治有效，久则不但无效，反致缠绵不愈，其本质即是阳气耗伤，病邪日进。

十二、病理小常识

黄褐斑怎么治?

首先要明白起斑的原理是什么。用"扶阳中土论"的方法,先把目光转向生活中去看一看。

养过花的人都知道,如果天天给花浇水,花的叶子上就会出现水斑,因为土壤太湿了。人起斑也是这个道理。气旺血足的人,脸色都是红润的,不会起斑。当气血不足、中焦虚寒时,就会导致痰湿瘀阻,体内湿气太重,从面部表现出来就是黄褐斑。

因此,治疗应以温中温阳为主,使痰湿水饮被蒸腾气化。治疗过程中应严格忌口,别贪凉饮冷,一般半年余即可痊愈。

有胃火怎么办?

通过前面的论述,我们知道了胃火也可因寒凝气滞,郁而化火导致。中焦受寒后,脾胃功能减弱,内生痰湿瘀阻,郁而化火,产生烧心、反酸等。

临床如果不加辨证,一有胃火就服清胃散、泻黄散、牛黄上清丸、清胃黄连片等药物,可能会短暂的改善症状,但是后患无穷。因为清散之药在治病的同时也伤了人的阳气、正气,导致患者体质下降。因此,治疗因中焦受寒而导致的胃火应以温中温阳为本。

皮肤肿胀怎么办?

很多人早晨起来眼皮肿胀,下午小腿和脚肿胀,这是什么原因造成的呢? 笔者认为,是因为脾肾阳虚不能治水。脾主四肢,小腿和脚都属下肢，眼皮在中医里也是归脾所主。这种情况不单要利水，还要温中。利水，水下去了，病并未痊愈，仍会复发。只有加以温中，中焦一旺，脾胃之气自然充盛，肾气也才充足，这才从根本上解决了脾肾阳虚的问题。而且水肿消去之后，仍然要坚持服药，多吃一段时间，以后适当运动，注意忌口。

月经量多与少的区别

月经是女人气血的"显示器"，月经量正常与否，标志着气血水平是否正常。当一个人的月经量少时，说明气血不足。气血由脾胃化生，脾胃虚寒，化生气血不足，久而久之，月经量变少。故治疗的方法是温中温阳，同时辅以补气补血的药，效果会更好。

月经量多一种是正常地多，一种是非正常地多。一般正常的3~7天之内有点多，身体也没有其他不舒服的情况下，是没有什么问题的，但是如果淋漓不断，时间久了，就是有问题了。如果患者量太多，感觉浑身乏力、没精神、疲劳，则是因中气不足，收摄不住引起，同时也是损伤了气血的表现，这个时候就需要调治，调治的方法依然是温中为主，补气血为辅。

另外，笔者还认为适当的月经量多、大小便多等，是在排邪气。一个人的正气较足，可从七窍排邪，所以每个人的表现就不一样。比如有的人表现为咳嗽，有的人表现为出疹子，有的人表现为出汗，有的人表现为小便多，有的人表现为腹泻，有的人表现为月经量多等。笔者认为，从正气祛邪的角度来说，是有这些可能性的。

人为什么会失眠？

失眠是由气血不足，不能涵养心神，阳不入阴所致。《黄帝内经》

中说："阳出于阴则悟，阳入于阴则寐。"阳出于阴是阳气的释放，阳入于阴是阳气的潜藏。当阴血亏少不能滋养心神的时候，阳不能入阴，阳气游荡在外，易胡思乱想，自然也就不易入睡。

另外一种解释是，"胃不和，则卧不安"。怎么"和"？笔者认为，脾胃属土，只有温热的情况下，才能"和"，才能花草繁茂，五脏周流；如果寒凉就不会"和"，消化不好，排泄不好，从而影响睡眠。

失眠的时候不要吃安眠药、镇静药，吃一两次没事，但是吃多后，很多精神情志病就出来了。因为大脑被镇静了，人体全身的细胞也被"镇静"了，比如肝细胞被"镇静"了，分解代谢能力就差；肠道细胞被"镇静"了，分解代谢合成能力就差。所以很多精神病患者吃了几年、十几年的镇静药后，血脂高、血压高、血糖高，全身不断地出现问题，后患无穷。正确的治疗方法应是温中温阳，方可调和脾胃、气血，进而可调和阴阳。

第六章 诊法篇

一、论舌诊

舌诊是通过观察舌头的色泽、形态的变化来辅助诊断的一种方法，为望诊中的重点内容之一。

舌诊主要诊察舌质和舌苔的形态、色泽、润燥等，以此判断疾病的性质、病势的浅深、气血的盛衰、津液的盈亏及脏腑的虚实等。

舌质，又称舌体，是舌的肌肉脉络组织。舌苔，是舌体上附着的一层苔状物，由胃气所生。

正常的舌象是舌体柔软，活动自如，颜色淡红，舌面铺有薄薄的、颗粒均匀的、干湿适中的白苔，中医术语称之为"淡红舌、薄白苔"。当然，薄白苔也会出现在病理之中，当病尚在表（表浅或初期），还未里传（加重或发展），且病邪（病情）较轻，脏腑之气（内脏功能）未伤时，舌苔多见薄白苔，故有"薄白苔主表"之说。

在舌诊中，舌象有很多分法，可谓错综复杂，比如有齿痕舌、胖大舌、裂纹舌、暗紫舌、淡白少津舌、淡白夹瘀舌、淡白光莹舌、淡白湿润舌、鲜红白点舌、老舌等等，其中齿痕舌又可细分为淡白湿润有齿痕的、淡红有齿痕的、红而肿胀有齿痕的；裂纹舌又可细分为横裂纹、人字纹、川字纹、虎斑纹、黑纹、蓝纹等。

从舌苔上来分，有薄白苔、薄白干苔、厚白腻苔、黄苔、灰苔、黑苔、真苔、假苔等。其中黄苔颜色又有淡黄、嫩黄、深黄、焦黄等，而各种黄苔中又有厚薄、润燥、腐腻的不同，其中薄黄苔又可细分为薄黄润苔、薄黄干苔、薄白浅黄苔等等；黄腻苔又可细分为淡红舌黄苔、红舌黄腻苔、紫舌灰黄厚苔、紫暗舌黄腻苔等等。

这么多的舌象怎么区分？怎么学习？怎么运用？这给初学中医的人增加了不小的难度，很多人沉浸在对舌象的区分中茫然不知所措。其实万事万物的变化都有规律可循，就像不管舌象怎么复杂地变化，我们都要清楚地知道我们望舌的目的是什么？我们要解析这些舌象变化的本质是什么。

清代名医徐灵胎在《辨舌指南》中说，"舌为心之外候，苔乃胃之明征，察舌可占正之盛衰，验苔以识邪之出入"。清代医学家周学海在《形色外诊简摩·舌质舌苔辨》中亦说，"至于苔，乃胃气之所熏蒸，五脏皆禀于胃，故可借以诊五脏之寒热虚实也"。

通过徐灵胎和周学海的论述我们可以看到两个有关"望舌"的重要信息，一是舌苔由胃气所生。二是通过察舌验苔可以知道人体正气的盛衰和病邪的深浅。人体的正气亦是由胃气化生的水谷精微滋养，因此，病邪的深浅取决于正气的强弱、胃气的强弱。

望舌可推断病情进退

通过舌象的变化可以推断病情的进退情况。病情之进退即人体正邪之进退，正如邓铁涛先生主编的《中医诊断学》中所指出的那样："其实无论外感、内伤，察其苔之厚薄，足以了解邪气之深浅轻重。如苔薄多为疾病初起，邪气尚浅，病位在表；苔厚则属病邪入里，病位较深，邪气较重；舌绛为热入营血，病位更深，病情更重。"意思是病邪轻浅的时候，正气相对较足，所以舌苔呈现的是薄白润苔；当病邪入里的时候，舌苔较厚；若舌苔呈酱紫色，说明已经"热入营血"。

我们进一步从外感的角度来解析如何通过望舌来推断病情进退。外感发病一般都比较急，来的快，此时身体状态还比较好，正气相对较足，虽然正气已经因外感而有虚损了，但此时的正气在感受到外邪时还有抵抗的能力，若外感治疗不及时，其变化非常快，这种很快的变化会体现在舌苔上。比如一个外感患者的舌苔本来是薄白润苔，结果治着治着变成黄厚腻苔了，这说明病情在加重，治法上需要调整；如果一个外感患者的舌苔本来是薄白润苔，治疗一段时间后仍然是薄白润苔，说明病情没有向坏的方向发展，同时也说明当前的治疗方法是正确的。

通过舌象的变化不仅可以推断病情的进退，还可以推断未病的进退。比如有些人的身体没有感觉不舒服，但是舌象却发生了变化，这是未病的征象，或者说是慢性病发展变化的征象。

执简驭繁舌诊法

结合上文的论述我们可以得出一个明确的结论：胃气强弱对舌象

变化起着至关重要的作用，望舌可以查正邪的盛衰深浅，也可以查胃气的盛衰强弱！

既然舌苔是由胃气上蒸所生，那么，通过观察舌苔的色泽、厚薄、润燥等变化可以了解胃的功能正常与否，正如胃气充足，受纳腐熟功能健旺，则舌苔薄白，干湿适中，不滑不燥；若湿邪或饮邪停胃，胃气遏阻，则出现白腻苔和白滑苔；如热邪或火邪犯胃，则出现黄苔或黄糙苔起芒刺；若食积停胃，浊气上升，则出现厚腐苔；若胃阴不足，不能蒸液生苔，则见舌光干无苔等。

既然我们知道了舌象的变化与胃气相关，那么辨证施治的抓手即在中焦、在胃气，土无热不生，对应的处方自然是温中扶阳。

当然，温中之法只是"中医八法"里的一种治法，笔者强调温中治法并不代表否定其他治法，只是笔者认为在运用其他治法的时候，都应该先让温中治法打前站，这样才能更好地发挥其他治法的效果。

认识舌诊误区

人身各部的对应与分主是中医学的一个特色，比如舌与脏腑的对应与分主关系：心肺居上，所以舌尖主心肺；脾胃居中，所以舌中部主脾胃；肾居下焦，所以舌根部主肾；肝胆居躯体之侧，所以舌边主肝胆，左边主肝，右边主胆。这样的分法有它的可用性，但是也不能太机械地运用舌与脏腑的分主理论，对于一些医学著作中类似"若推其专义，必当以舌苔主六腑，以舌质主五脏"；"察舌苔可辨六腑之深浅，察舌质可辨五脏之深浅"的论述要辨证地去理解。其实，舌质、舌苔与五脏六腑都有关联。五脏六腑是身体的一部分，当正气亏虚的时候，五脏六腑都有反应。所以，不能狭隘地认为舌质就是辨五脏虚实的，舌苔就是辨六腑虚实的，这样机械地对应很容易在辨证和临床中走进误区。

正视年龄与体质因素引起的舌苔变化

因年龄与体质因素引起的舌苔变化是一种生理现象。现实生活中，有些人常常把生理现象当成病理现象去调治，最后不但得不到想要的结果，反而把健康的身体治出病来了，或者把不严重的病治得严重了。比如健康的年轻人的舌象是淡红色、薄白润苔、没有齿痕，且活动灵活，当到了七、八十岁的时候，人的生命已经走向衰老、死亡，健康状况开始走下坡路，这时的舌象必然会发生变化。比如一些老年人的舌乳头萎缩、舌上有裂纹，这是因为老年人的胃已经衰弱了，气血生化的能力变差了，自然会表现出津液不足、体质虚弱的征象，很多人一看到自己这样的舌象就慌了，其实大可不必。

现在很多人没有科学地理解人的生命变化过程，盲目地追求年轻时的健康状态，于是便把希望寄托在各种滋补品、保健品、物理治疗、药物治疗上，对于方法用对的人来说，其健康状态会相应的得到一些改善；对于方法用错的人来说，反倒适得其反，于是产生各种烦恼、忧愁、恐惧，精神一紧张，生活状态一沉郁，更加雪上加霜，如果再遇上不明医理的医生，误辨误治，正气会耗损得更快，身体也垮得更快。所以，对于中老年人来说，正确地认识生命变化的过程，调整思维和心态，不要在疾病方面太过纠结，反倒对身体更好。

二、论脉诊

《难经》曰："望而知之谓之神，闻而知之谓之圣，问而知之谓之工，切而知之谓之巧。"早在两千多年前，脉学已经成为我国古代医学的重要组成部分。《黄帝内经》和《难经》中，都对脉诊有许多详细的论述。东汉时期，脉诊已经广泛应用于临床。直至现在，脉诊已经成为一名中医的形象符号，也作为最能代表中医特色的一部分而薪火相传。

古往今来，不乏精通脉学的大师，与张仲景同时期的华佗就以"治其病，手脉之候，其验若神"著称于世。但是"脉理精微，其体难辨，弦紧浮芤，展转相类，心中易了，指下难明"，有些人学了几年、几十年脉诊仍然是一头雾水。笔者也曾走过这样一段迷茫之路，直至明了了"胃气"之于人体的重要性，提出了"扶阳中土论"之后，对脉诊才渐渐悟得其中滋味。在此，笔者将多年心得分享给广大读者，希望能给学习脉诊者带来一些启发。

脉象的形成

何谓脉？清末著名伤寒学家郑钦安在《医法圆通·切脉金针》中说："夫脉者，气与血浑而为一也。"这句话可理解为，血属阴静之物，由于阳气的充入使血在脉管中流动，进而产生脉搏。脉象即指脉博的形象与动态。

正常的脉象是不浮不沉、不快不慢、中和有力、节律均匀，谓"平脉"。有病时的脉象叫做病脉，不同的病证常出现不同的脉象。

脉象的形成与脏腑气血密切相关，若脏腑气血发生病变，血脉运行因之受到影响，脉象就会产生变化。正如郑钦安所言："人身虽云五脏六腑，总不外乎气血两字。学者即将气血两字留心讨究，可无俟他求矣。"因此，切脉主要切的是人身气血的变化情况。而人身气血的生化之源在脾胃，脾胃之气名曰胃气，"胃气强，则五脏俱盛；胃气弱，则五脏俱衰"。进而言之，切脉最重要的是切"胃气"的强弱，笔者认为这是脉诊的核心要义。

脉以胃气为本

"有胃气则生，无胃气则死"，胃气的盛衰有无是判断疾病轻重转归及预后的重要标志，因此脉象有无胃气是判断疾病预后的重要依据。《素问·平人气象论》指出："人绝水谷则死，脉无胃气亦死。"有胃气的脉象是不浮不沉、不急不徐、从容和缓、节律一致。病脉有胃则是指不论浮、沉、迟、数，皆不失冲和之象，即胃气充足的时候，病脉的脉象也会呈和缓之象，如《景岳全书·脉神章·胃气解》中说："故凡诊脉者，无论浮沉迟数，虽值诸病叠见，而但于邪脉中，得兼软滑徐和之象者，便是五脏中俱有胃气，病必无害也。"

如果脉无胃、神、根，则会出现真脏脉，又称为"十大怪脉""十大死脉"，即釜沸脉、鱼翔脉、弹石脉、解索脉、屋漏脉、虾游脉、雀啄脉、偃刀脉、转豆脉、麻促脉。这些脉象多为脏气将绝、胃气枯竭之候，是在疾病危重期出现的无胃、无神、无根的脉象，是病邪深重，元气衰竭，胃气已败的征象，故《景岳全书·脉神章·胃气解》中说："盖胃气者，正气也，病气者，邪气也，夫邪正不两立，一胜则一负，凡邪气胜则正气败，正气至则邪气退矣。若欲察病之进退吉凶者，但当以胃气为主。"

胃气为何如此重要？《中国医学大辞典·胃》说："胃气，胃中运化水谷之精气也。"《灵枢·营卫生会》说："人受气于谷，谷入于胃，以传与肺，五脏六腑，皆以受气。"故"胃者，五脏之本也"。胃中的水谷精微之气，通过肺输布全身而现于气口，所以胃气充足旺盛的时候，寸口脉才有从容柔和之象；若胃气衰败，不能输布水谷精微之气以濡养各脏腑，就会出现病脉。故胃气充足则见平脉，胃气亏虚则见病脉，胃气绝则见死脉。因此，运用脉诊可以在临床上推断疾病的进退预后，正如《景岳全书·脉神章·胃气解》中所说："察之之法，如今日尚和缓，明日更弦急，知邪气之愈进，邪愈进则病愈甚矣；今日甚弦急，明日稍和缓，知胃气之渐至，胃气至则病渐轻矣。即如顷刻之间，初急后缓者，胃气之来也；初缓后急者，胃气之去也。此察邪正进退之法也。至于死生之兆，亦惟以胃气为主。夫胃气中和，旺于四季，故春脉微弦而和缓，夏脉微钩而和缓，秋脉微毛而和缓，冬脉微石而和缓，此胃气之常，即平人之脉也。若脉无胃气，即名真脏。脉见真脏，何以当死？盖人有元气，出自先天，即天气也，为精神之父。人有胃气，出乎后天，即地气也，为血气之母。其在后天，必本先天为主持；在先天，必赖后天为滋养，无所本者死，无所养者亦死。"由此可见，凡病脉中只要见到从容柔和之象，尽管程度不一，但都主病情较轻，预后较好，反之则主病重，预后不良。

所以中医治病非常注重顾护胃气。《景岳全书·杂证谟·脾胃》说："凡欲察病者，必须先察胃气。凡欲治病者，必须常顾胃气。胃气无损，诸可无虑。"《金匮要略》云："四季脾旺不受邪。"故历代医家对不少病证多从脾胃立法，如"补土生金""见肝之病，当先实脾""治痿独取阳明""补肾不如补脾""治痰不治脾胃，非其治也"等。对胃气虚衰者选方用药，要避免用有损胃气的药物，常把"保胃气"作为重要的治疗原则。又因脾胃属土，土只有温热才能化气，寒凉和湿不能化气，故用药应以温中为主。

第七章　方药篇

一、论附子炮制与尝药

扶阳之法兴起于卢门，卢门的用药特点是重用大温大热的姜桂附，温中扶阳，郑钦安即是一把姜桂附，赢得"火神"名，从此代代相传。

姜既是一道美食，又是一味良药，能温经止血、温中止痛、除胃冷而守中、回脉绝无阳，兼补心气，祛脏腑沉寒锢冷，去恶生新，又可引血药入肝而生血退热。姜的类别很多，有干姜、生姜、高良姜、山姜等等。附子温阳，无干姜不热，与生姜配伍也可以，但是热的力度不够。笔者是用干姜、生姜、高良姜、山姜等共同与附子配伍，同样可以起到良好的效果。

肉桂味辛温，主百病、养精神、和颜色、利关节、补中益气，为诸药先聘通使，久服通神，轻身不老，面生光华，媚好常如童子。

附子乃中药中"回阳救逆第一品"，能回阳救逆、补火助阳、散寒止痛，治阴盛格阳、大汗亡阳、吐利厥逆、心腹冷痛、脾泄冷痢、脚气水肿、小儿慢惊、风寒湿痹、踒躄拘挛、阳痿宫冷、阴疽疮漏及一切沉寒痼冷之疾。

由于附子性奇、毒剧，因此在选材、炮制、用法上稍有不慎或不得其法，易致人死，然用法得当，则有"回阳救逆"之奇效。

姜桂附中，姜无害，桂通神，唯独附子处于生死两端之极。因此本篇中对姜、桂二品不再详加赘述，重点为大家介绍一下笔者多年炮制附子、使用附子、亲尝附子的经验和体会，供大家参考。

关于附子炮制问题，是个非常重要的问题，每个扶阳中医都必须掌握，在未掌握使用要领前，切记不要擅自大剂量使用附子。

附子的道地产地在四川江油，这个药有个特点，冬至移苗（每年的 12 月 22 日），夏至采收（每年的 6 月 22 日），所以附子生长在整个阳局，也就是上半年，（冬至一阳生，夏至一阴起）。因此附子得天阳最富，有良好的温阳作用。

附子的另一个特点是"隔夜烂"。把附子挖回来修剪好，要是不立刻处理，放置一宿，附子就会烂掉，因此历代医家面对附子的最大问题就是防腐问题。如何防腐？用胆巴浸泡。胆巴就是点豆腐用的卤水，又叫盐卤。附子用胆巴浸泡，就像腌咸菜疙瘩一样。胆巴盐是咸的，把附子腌渍透了，这样附子就不会腐烂。因为胆巴有毒，所以还要把腌渍好了的附子，煮熟，切片，用流水或者循环水漂洗，漂洗的效果越好，残留的胆巴去除的越彻底，这样的附子也就越不容易中毒，一般称之为清水黑顺片。

如此炮制的附子效果如何？上海名医邢斌在《危症难病倚附子》

这本书里明确指出，如此炮制的附子，虽然把附子里边的胆巴漂洗的差不多了，但是也把附子的有效成分漂洗的几乎没了，仅剩余15%，而且还会有残留的胆巴。有一些不法经销商为了赚取更大的利润，会人为增加残留的胆巴含量，因为胆巴越多，斤称越重，越有利润（胆巴很便宜，附子很贵），这让好附子变成了毒附子。

从现实的角度考虑，附子用胆巴炮制并不是最好的办法，不仅把附子搞成了毒附子，而且有效成分被漂光，非常不合理。

随着科学的发展，人们对于中药成分的认识更加精准。过去很少有人了解附子、驾驭附子，医家畏附子如蛇蝎，不敢用。现代研究表明，附子的有毒成分是乌头碱，可以致命，一头生附子可以毒死一头牛！但是进一步了解发现，乌头碱属于不稳定生物碱，高温处理足够的时间后，乌头碱就会分解为乌头原碱和次乌头碱，毒性是乌头碱的两千分之一或万分之一，基本无毒。有了这样的科学认识之后，对于附子的炮制就有了更好的方法，于是才有了我们扶阳基地的附子炮制方法。

扶阳基地的附子炮制方法是：首先附子买回来，修剪好，洗净泥土，若切片就不再漂洗。好多人把附子切片之后，放到水里漂洗，结果附子的有效成分大量流失，因为附子就像土豆一样，切片之后，切片的两面都留有"白汤"，这个"白汤"是附子的有效成分，漂洗之后，"白汤"被洗净了，附子的有效成分也就损失了。所以扶阳基地的附子只要切片，就不再漂洗，而是直接烘干。这样炮制的附子虽然成色上不是很漂亮，但是有效成分高。这样的附子在配药的时候，抓几把，就会冒白烟，那都是切片时候的"白汤"转化来的，白烟由口鼻吸入后，马上就会流清涕，嗓子里也会有"凉痰"咯出。

附子在炮制的时候，应用冷水润透而不是浸透，然后放在蒸锅里高温蒸足够的时间，附子含的乌头碱就会转化，达到减毒的效果。这样蒸了之后发现，锅里有很多附子油，这也是附子的有效成分，可以和锅上蒸的附子混在一起，然后烘干。这样做充分保证了附子的有效成分不损失，保护了附子的药效，同时解决了煎药难的问题。附子煎煮的时候，都要先煎。扶阳基地如此炮制的附子，已经达到减毒的效果，所以100克以内，和其他药物一起浸泡2个小时，煎煮1个小时即可（这个是指用煎药机煎煮，如果患者带回家自己煎煮，无论用多少克，都必须先煎！切记！）。用量达到150克以上，必须单独浸泡2个小时，然后先煎1个或者2个小时，再和其他药物合煎。

附子在单独煎煮的过程中，必须加足够的水，如果煎煮的过程中缺水，必须加开水，千万不要加冷水！这一点至关重要。等把附子煎煮好了，达到了减毒的效果了，这个时候再加冷水也无所谓了，不会再中毒了。

通过以上分析可以看出，如果用传统的炮制方法，附子里边残有大量的胆巴，而胆巴在高温下不会被分解，所以用的剂量越大，煎煮的时间越久，提取的胆巴越多，越容易中毒。

那么附子中毒之后如何解救呢？这个问题是所有医生最关注的问题。在这里，笔者先谈一谈亲尝附子中毒的经验和感受。

作为一个地道的扶阳中医，笔者曾亲自尝附子到中毒的状态，深刻体会附子中毒，这样才能有把握给患者运用大剂量附子，李可老先生也要求他的所有弟子亲自尝药，体会中毒。

笔者体会附子中毒时用的是医药公司的制附子。取制附子200克，干姜120克，炙甘草90克，肉桂30克等12味药，用煎药机煎煮，先把附子冷水浸泡2小时，煎煮2小时，然后和其他药物合煎1小时，打3包，每包240毫升左右。笔者上午、午饭后、晚上十点多各服 1 包，结果前两次服药后就感觉身上发麻、发冷，轻度头晕，身体沉重。等晚上 10 点多服完第 3 包，也就是一天吃了 200 克附子之后，全身的中毒反应全出来了。

首先是身上发冷，夏天 38℃的温度，别人热得受不了，笔者却冷得受不了，盖上厚被子还是觉得身上冒冷气，出冷汗，感觉身上往外钻风。

其次是流涎，俗称流哈喇子。笔者原来有慢性气管炎、慢性咽喉炎，经常咳嗽咯痰、咽痛咽干，附子中毒之后，这些症状都消失了。中毒后主要表现为浑身发冷、津液满口、口不渴。凌晨 1 点左右开始，中毒症状加重，口中流涎不止，张嘴即往外流，直至凌晨四五点钟，床下的痰盂里边已经吐了半桶！

第三是腹泻，便意迫切，泻下全都是冷水，肛门感觉钻冷风。平时大家泻下的时候，多感觉肛门灼热、黏滞不爽。然附子中毒的时候，肛门钻冷风，泻水样便，便五六次甚至十余次，但是身体很轻松，不疲乏，没有丢钾等现象。俗话说"好汉子架不住三泼稀"，但是附子中毒，多次腹泻，身体轻松，人更精神。

第四是感觉头重、头晕，眼前发黑。笔者自觉头重如有 500 斤，无法抬起，颈部柔软。平躺在床上，头脑清醒，起来的时候，立刻眼前发黑，失去重心，以致摔倒。同时，眼睛出现黄视、绿视等。

第五是出现血压变低，甚至出现严重的休克。血压太低，坐着、站着脑供血不足，眼花、眼黑，像打了马赛克一样，坐一会，定定神，可以缓解。此外，咀嚼肌无力，连饺子都咬不动。

第六是感觉心跳加速，甚至胸闷气短，心律失常，其实这个最危险。

中毒之后第二天，一身轻松，无任何不适。

这次附子中毒的体验让笔者深刻明白了"纸上得来终觉浅，绝知此事要躬行"的深意，此话说的一点都不错。如果没有亲自体会附子中毒的状态，就不知道重剂附子、干姜的大温大热是什么感觉。多少人从理论上分析，说吃了重剂附子、干姜会把津液烧干，把气血熬干，导致无力行走，大便干燥，解不出来，浑身燥热难安等，这些纯属猜测、臆测。

附子中毒一次就知道脖子是软的，所以颈椎病、颈肩综合征等项背强急的病，可以用附子；附子中毒休克，血压降低，所以重剂附子、干姜有强降压作用；附子中毒后吐痰不休，所以重剂附子、干姜有化痰祛湿的效果；又通过腹泻，知道重剂附子、干姜有治疗便秘的作用。

当然，在尝药之前要做好一切安全的准备，尤其是必要时候的解毒措施。在扶阳界内部有不成文的规定，凡是附子中毒，用生甘草200克煮水顿服，效果还是不错的。但是请大家记住，如果中毒很严重，什么样的解毒药都没效果，所以为了预防附子中毒，最聪明的方法就是不用含胆巴的附子；再一个就是正确煎煮，然后少量分次服用，中病即止，慢慢探讨一个最佳的服药剂量，避免中毒。

除此之外，有人用绿豆解毒，有人用蜂蜜解毒，有人用防风黑豆解毒（李可老先生的方法），大家可以参考。

云南有吃附子的习惯，笔者在云南讲课的时候，有一个老院长提出用生姜红糖水再加生甘草煎煮，效果很好，并告诫大家，附子中毒最忌讳用寒凉药物解！有人认为附子是大热的药物，中毒就用双黄连等清热的药物解毒，那是杜撰出来的，千万不可用，切记。

还有人提出了最简单、最快捷的方法，就是用浓浓的红糖水来解附子毒性，有一定道理，可以选用。

另外，在尝附子的时候，不要单独尝附子，可以尝附子的配方，如四逆汤、大回阳饮等，这样口感好一点，不苦，且临床上没人单独用一味附子，都是配方运用的。

最后，笔者再次强调一下生附子的煎煮方法。由于附子毒性强，所以生附子的煎煮时间要长、要久，一般要煎煮2~3个小时，而且还要注意南北方水质的区别，南方的水软，要煮的更久一些，北方的水硬，可煮的时间少一些。判断生附子煎煮是否到位的方法是煮熟之后，用手捏一捏，软了，基本就可以了，如果感觉还硬，就要继续煮，直到煮软为止，否则非常容易中毒。

提醒大家，附子的炮制和使用比较难把握，没有很好功底的人，尽量不要去碰，否则风险很大。患者请勿自己随意尝试，需遵医嘱服用。

二、论辛甘化阳

首先谈谈辛甘化阳怎么理解。有人将《素问·阴阳应象大论》中所说"气味辛甘发散为阳"简单地理解为辛味和甘味的药物合用就可以化阳、益阳，其实这是对其字意未加深入探讨，"辛甘发散为阳"不能简单等同于"辛甘化阳"。

笔者认为，辛甘发散为阳的意思是辛味、甘味的药物发散出的药性属于阳。那么，何为辛甘化阳？首先要知道阳气依赖于脾胃的充养，所为辛甘化阳与胃气必然有着特定的联系。

药物本身并不能直接变成人体的阳气，而是要先过脾胃关。胃气足的情况下，脾胃的消化吸收能力才强，药物的功效才能最大化地发挥出来。

能化阳的药物大多也是能够温中温阳的药物，比如四逆汤、白通汤、桂附理中汤、甘草干姜汤等等，这些药物作用于脾胃时，可以让脾土胃土热起来，从而消化好、吸收好，气旺血足，胃气旺盛，达到更好的治疗效果。

三、论不可挪移之方

很多医家认为经方是不可挪移的，这种对经方的尊重是没错的，但是如果不能结合临床实践，只是简单地照抄古方剂，可能会给治疗造成一定的问题。

比如典型的桂枝汤的症状，头痛、发热、汗出、恶风、脉浮缓、舌淡红、苔薄白。用桂枝汤可解，用四逆汤可解，用桂附理中汤加生姜水也可解，从理论上都能讲得通。

再比如典型的小柴胡汤证，口苦、咽干、目眩、脉弦、往来寒热、胸苦满、默默不欲饮食、心烦、喜呕（或胸中烦而不呕），或咳，或渴，或饥，或小便不利等等，这种情况可以用小柴胡汤去化解，但用四逆汤、白通汤、桂附理中汤加生姜水等依然可解。

所以不客气地讲，一些执"不可挪移之方"观点的人，其思维难免有一些呆板，不可挪移是因为我们没有窥透其真机，当窥透真机之后，随便挪移，随手挪移，皆有好的效果。

因此，学中医不能盲目地学。遵从经方要严格考证原方、原量、原比例，然后结合临床现实使用。

四、论服药反应

很多人不承认服药反应，认为是医生用药错误，其实不对，生活中我们也存在很多反应，比如吃得太饱了就会感觉撑、顶、打嗝、肚子胀等等；吃得太凉了，身子就会冷，冷得严重了，身体就会往一块缩、打哆嗦；吃得热了，人就会出汗，就要脱衣服，这些是来自于生活中的反应。那么，吃完药后也会有反应，如果没反应，说明你的体质差，以致反应差，这反倒不是好现象。

笔者将理法归一后，用药简单、上手快，不会有太多变化，如果像《伤寒论》那样变化也可以，如桂枝汤、桂枝加厚朴杏子汤、桂枝加大黄汤、桂枝去桂加附子汤等等，一证一变，因其根据病的反应来变化，所以不容易出现反应。"有胃气则生，无胃气则死"，温中扶阳就是针对此规律进行用药。土只有温热才能化气，寒凉和湿不能化气，温中温阳的药物可让人的脾土胃土温热起来，土一热，从而消化好、吸收好、气旺血足、免疫力增强，也就健康无疾了，这就是温中扶阳的用药原理。

附

大医精诚

唐·孙思邈

　　张湛曰：夫经方之难精，由来尚矣。今病有内同而外异，亦有内异而外同，故五脏六腑之盈虚，血脉荣卫之通塞，固非耳目之所察，必先诊候以审之。而寸口关尺，有浮沉弦紧之乱；俞穴流注，有高下浅深之差；肌肤筋骨，有厚薄刚柔之异。唯用心精微者，始可与言于兹矣。今以至精至微之事，求之于至粗至浅之思，岂不殆哉？若盈而益之，虚而损之，通而彻之，塞而壅之，寒而冷之，热而温之，是重加其疾。而望其生，吾见其死矣。故医方卜筮，艺能之难精者也。既非神授，何以得其幽微？世有愚者，读方三年，便谓天下无病可治；及治病三年，乃知天下无方可用。故学者必须博极医源，精勤不倦，不得道听途说，而言医道已了，深自误哉！

　　凡大医治病，必当安神定志，无欲无求，先发大慈恻隐之心，誓愿普救含灵之苦。若有疾厄来求救者，不得问其贵贱贫富，长幼妍蚩，怨亲善友，华夷愚智，普同一等，皆如至亲之想。亦不得瞻前顾后，自虑吉凶，护惜身命。见彼苦恼，若己有之，深心凄怆。勿避险巇，昼夜寒暑，饥渴疲劳，一心赴救，无作功夫形迹之心。如此可为苍生大医，反此则是含灵巨贼。自古名贤治病，多用生命以济危急。虽曰贱畜贵人，至于爱命，人畜一也，损彼益己，物情同患，况于人乎？夫杀生求生，去生更远。吾今此方所以不用生命为药者，良由此也。其虻虫水蛭之属，市有先死者，则市而用之，不在此例。只如鸡卵一物，以其混沌未分，必有大段要急之处，不得已隐忍而用之。能不用者，斯为大哲，亦所不及也。其有患疮痍下痢，臭秽不可瞻视，人所恶见者，但发惭愧凄怜忧恤之意，不得起一念蒂芥之心，是吾之志也。

夫大医之体，欲得澄神内视，望之俨然，宽裕汪汪，不皎不昧。省病诊疾，至意深心，详察形候，纤毫勿失，处判针药，无得参差。虽曰病宜速救，要须临事不惑。唯当审谛覃思，不得于性命之上，率尔自逞俊快，邀射名誉，甚不仁矣！又到病家，纵绮罗满目，勿左右顾眄；丝竹凑耳，无得似有所娱；珍馐迭荐，食如无味；醽醁兼陈，看有若无。所以尔者，夫一人向隅，满堂不乐，而况病人苦楚，不离斯须，而医者安然欢娱，傲然自得，兹乃人神之所共耻，至人之所不为，斯盖医之本意也。

夫为医之法，不得多语调笑，谈谑喧哗，道说是非，议论人物，炫耀声名，訾毁诸医，自矜己德，偶然治瘥一病，则昂头戴面，而有自许之貌，谓天下无双。此医人之膏肓也。

老君曰：人行阳德，人自报之；人行阴德，鬼神报之。人行阳恶，人自报之；人行阴恶，鬼神害之。寻此二途，阴阳报施，岂诬也哉？所以医人不得恃己所长，专心经略财物，但作救苦之心，于冥运道中，自感多福者耳。又不得以彼富贵，处以珍贵之药，令彼难求，自炫功能，谅非忠恕之道。志存救济，故亦曲碎论之，学者不可耻言之鄙俚也。

后记

通向大医之路

佛家说:"一沙一世界,一叶一菩提。"向微观看,世界无限大,沙沙不同,叶叶各异;向宏观看,大空寥廓,浑然一体,纵然有"三千大千世界",然而三千大千世界众生心并无差异。人类的脚踪就是在这个逻辑里,或者停留在这头,或者停留在那头,或者从这头走向那头。这两点一线成为人类的迷局,幻化出丰富多彩的人间悲喜。

时空的隧道中突然响起了一个声音:大象无形,大音希声,大道至简。人类开始睁开惺忪的双眼,哇!原来这诺大的时空中是有规律可寻的:肉眼看到的大,是局限的大,真正的大,无形无象,目力难极;能震撼人心灵的声音,可能不是那一声晴天巨响,而是那钻进耳鼓中的极细微的声音。所有的先贤至圣告诉我们的人间大道都是生活中最朴素的原理,如果我们稍加留意就会恍然大悟,圣人之言之所以具有普世价值即在于此。圣人与常人的区别在于,圣人睁着眼睛看世界,常人闭着眼睛看世界。医学的原理也尽在于此。

从病症来看,"病"千姿百态,各有证型;从整体观念来看,病的发生、传变,多是气血之变,治病重在治气血,治气血重在强化气血的生化之能。气血的生化之所在脾胃,脾胃是水谷之海,通过温中扶阳之法,强化脾胃受纳腐熟之能,气血生化始能旺盛。气旺血足,气机调达,气血周流,人身得安。这是"扶阳中土论"要表达的核心原理。

原理是对规律闭环的表达。时空有时空的原理，自然有自然的原理，人体有人体的原理。原理从至大中而来，以至简的表述而出。原理总是充满了哲学的味道，哲学则充满了生活的味道。原理是可以被印证的，印证的结果是放之四海而皆准，这从本书中可见一斑。用"扶阳中土论"的视角去衡量医理、病理、方药的时候，都能讲得通，都能讲得准，即使历史上不通不准的地方，以"扶阳中土论"之法也可以迎刃而解。这并不是笔者的高明，而是古人的高明，笔者不过是个发现者。在发现的过程中，笔者不但发现了治病求本的原理，也发现了做一名"大医"的原理。

笔者不敢轻言大医，但是大医之心人人皆有，人人皆向往之。大医是有共性的，医术通神，医心如佛，博学能识万物之性，悲悯常顾亡虬生卵，大医可以"为天地立心，为生民立命，为往圣继绝学，为万世开太平"，大医思虑着患者疾痛，也在忧心着民生疾苦。

虽然大医并不是人人可为，但每位医者都可以有大医之心，治病救人，而不是治病误人。温中扶阳乃救人之本，削伐中气乃误人之根。辨证施治，常顾胃气，变方变法亦不会有失。

正所谓"万变不离其宗"，万物化生，万物节变，冥冥荡荡，尽收于我们的眼底。但我们可曾想过，眼前看到的名曰"象"，多少人的一生是在"象"中迷惑、迷失。作为一名医者，如果也迷失在"象"中，患者危矣，医者亦危矣，又何谈大医之修？君不见，日月经天，江河行地，星辰列布，各安其位；君不见，阡陌纵横，寒来暑往，沧海变迁，各呈异彩。穿过"象"，寻其"宗"，这并不是哲学的命题，而是中医学的至理。笔者用一本书的容量在中医学领域的各个角落中印证"扶阳中土论"，就是向学者们证明，大道至简的道理同样适合中医学，而且要学好中医学必须得走上大道至简这条路，遵循大道至简的规律。事实证明，用简单化的思维和方法来学习中医学，才能把中医学学明白。

因此，中医学并不复杂，是我们的心变得复杂了。中医学与生活是对应的，《黄帝内经》的时候没有变，但此后百家争鸣，我们的心变复杂了，有些就脱离了生活。大医也不是高高在上、难以企及的，是要联系生活，贴近生活的。

这是一个文化回归的时代，在这个时代，是可以造就大医的。但我们必须得从原点出发，回归到中医学原本的面目中，回归到塑造大医的路径上，先踏踏实实地做一名能治病救疾的中工，再去做一名能博采众长，有独立建树的上工，如此而行，通向的必是大医之路。

董学军

2022 年 2 月